癫痫临床诊疗

Clinical Diagnosis and Treatment Dataset for Epilepsy

主 编 陈 蕾

科学出版社

北 京

内 容 简 介

规范的数据采集与管理对于推进疾病相关的诊疗、研究和质控至关重要。癫痫作为神经系统第二大疾病，误诊率/漏诊率居高不下。为助力癫痫研究发展，并最终实现癫痫诊疗水平的提高，四川大学华西医院联合多家国内高水平医院、邀请癫痫相关专家教授，共同编写了本书。

本书结合研究团队多年成果，首次系统性整合中西医癫痫诊疗理念，体现个体化精准治疗方案对癫痫进展控制的独特优势。此外，本数据集首次翔实而全面地整合了育龄期女性癫痫患者发病特点、治疗用药及对子代的影响方面进行标准化管理指导；对癫痫持续状态的标准化信息采集及临床诊疗，根据最新版癫痫诊疗指南及研究进展也进行了详尽的分类整理。本数据集的建立，不仅规范了临床诊疗，更为不断地建立队列研究登记提供支持，并可以更好地了解癫痫人群的中医证型及癫痫发作类型人群的相关性，为制订更优的癫痫临床治疗策略奠定基础，同时也为我国不同地区、不同医疗资源覆盖之下数据同质化提供保障。本书适于神经内科医师、护士及相关影像技术、科研人员阅读参考。

图书在版编目（CIP）数据

癫痫临床诊疗数据集 / 陈蕾主编. —北京：科学出版社，2024.3
ISBN 978-7-03-078340-0

Ⅰ.①癫⋯ Ⅱ.①陈⋯ Ⅲ.①癫痫–诊疗–数据采集 Ⅳ.①R742.1

中国国家版本馆CIP数据核字（2024）第064154号

责任编辑：郭 颖 / 责任校对：张 娟
责任印制：吴兆东 / 封面设计：龙 岩

斜 学 出 版 社 出版
北京东黄城根北街 16 号
邮政编码：100717
http://www.sciencep.com

三河市春园印刷有限公司印刷
科学出版社发行 各地新华书店经销
*
2024 年 3 月第 一 版 开本：850×1168 1/32
2025 年 1 月第二次印刷 印张：4 3/4
字数：126 000

定价：59.80 元
（如有印装质量问题，我社负责调换）

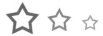

编者名单

主　编　陈　蕾（四川大学华西医院）

编　委　（以姓氏笔画为序）

　　　　　冯培民（成都中医药大学附属医院）

　　　　　刘金民（北京中医药大学东方医院）

　　　　　李玉龙（四川大学华西医院）

　　　　　林卫红（吉林大学第一医院）

　　　　　周　晖（四川大学华西第二医院）

　　　　　周　健（首都医科大学三博脑科医院）

　　　　　姚　一（福建医科大学附属厦门弘爱医院）

　　　　　彭安娇（四川大学华西医院）

前　言

　　癫痫作为神经系统第二大疾病，最近的研究表明在世界范围内超过 7000 万人患有癫痫。我国癫痫患者已超过 1000 万人，占到全球癫痫患者人数的 1/7，且每年新发病例约 60 万。主要分布于欠发达地区，且农村地区的发病率更高，同时给患者本人、家庭以及社会造成了巨大的经济负担、精神压力和社会生活的负面影响。目前癫痫诊断过度依赖大型设备仪器检查，费用普遍较高，且绝大多数医保不能报销。癫痫误诊率 / 漏诊率居高不下，检查效率欠理想，现有医疗资源分布不均衡、医疗单元诊治水平迥异及超过 30% 患者对临床抗癫痫药物耐药等因素，均给目前临床诊治癫痫带来巨大挑战。而解决这些问题，需要通过对现有医疗资源的有效整合拓展、诊疗水平的提升和更加标准高效的癫痫疾病管理来进行改善。

　　随着科技的飞速发展，人类社会已进入信息时代。而医学大数据的合理高效使用则成为快速拓展医疗资源并提升诊疗水平的重要手段。为帮助提高临床信息资源采集质量，同时打破医疗机构之间存在的大数据壁垒，真正实现高质量、结构化临床信息资源的整合利用，助力癫痫研究的发展，并最终实现癫痫诊疗水平的提高，四川大学华西医院联合多家国内高水平医院、邀请癫痫相关专家教授、骨干医师和数据库技术人才，共同编写了癫痫中西医结合诊疗标准数据集。

　　不同于以往癫痫诊疗专著，本数据集结合研究团队多年成果，首次系统性整合中西医癫痫诊疗理念，体现个体化精准治疗方案对癫痫进展控制的独特优势。此外，本数据集首次翔实而全面地整合了育龄期女性癫痫患者发病特点、治疗用药及对子代的影响方面进行标准化管理指导；对癫痫持续状态的标准化信息采集及临床诊疗，根据最新版癫痫诊疗指南及研究进展也进行了详尽的分类整理。本数据集的建立，不仅规范了临床诊疗，更为不断地建立队列研究登记提供支持，并可以更好地了解癫痫人群的中医证型及癫痫发作类型人群的相关性，为制订更优的癫痫临床治疗策略奠定基础。同时也为我国不同地区、不同医疗资源覆盖之下数据同质化提供保障。

本数据集主要面向癫痫领域医疗从业人员，提升对癫痫诊疗认识，达到借助多种方法帮助更多患者的目的。也欢迎各位读者对本数据集提出宝贵意见。让我们共同为癫痫诊疗的协同发展而努力！

陈　蕾

四川大学华西医院博士生导师、教授

目　　录

☆ ☆ ☆ ☆

6. 数据元目录

1. 范　　围

　　本标准规范了可支撑癫痫中西医诊疗标准数据集的数据元数据属性。

　　本文件适用于癫痫中西医科研病历标准数据集的采集、存储、共享及信息系统的开发，以及癫痫患者及其家属作为就医参考。

2. 规范性引用文件

下列文件中的内容通过文中的规范性引用而构成本文件必不可少的条款。其中，凡是注日期的引用文件，仅注日期的版本适用于本文件；而不注日期的引用文件，其最新版本（包括所有的修改单）适用于本文件。

1. GB/T 3304—1991 中国各民族名称
2. GB/T 2261.1—2003 个人基本信息分类与代码 第 1 部分：人的性别代码
3. GB/T 6565—2015 职业分类与代码
4. GB/T 40665 中医四诊操作规范
5. WS/T 363.1—2023 卫生信息数据元目录 第 1 部分总则
6. WS/T 364.1—2023 卫生信息数据元值域代码 第 1 部分总则
7. WS/T 363.2—2023 卫生信息数据元目录 第 2 部分
8. WS/T 363.3—2023 卫生信息数据元目录 第 3 部分
9. WS/T 363.4—2023 卫生健康信息数据元目录 第 4 部分
10. WS/T 363.5—2023 卫生健康信息数据元目录 第 5 部分
11. WS/T 363.6—2023 卫生健康信息数据元目录 第 6 部分

12. WS/T 363.7—2023 卫生信息数据元目录 第 7 部分

13. WS/T 363.8—2023 卫生信息数据元目录 第 8 部分

14. WS/T 363.9—2023 卫生信息数据元目录 第 9 部分

15. WS/T 363.10—2023 卫生信息数据元目录 第 10 部分

16. WS/T 363.12—2023 卫生信息数据元目录 第 12 部分

17. WS/T 363.14—2023 卫生信息数据元目录 第 14 部分

18. WS/T 363.15—2023 卫生信息数据元目录 第 15 部分

19. WS/T 363.16—2023 卫生信息数据元目录 第 16 部分

20. WS/T 370—2022 卫生健康信息基本数据集编制标准

21. WS/T 372.2—2012 疾病管理基本数据集 第 2 部分

22. WS/T 377.8—2020 妇女保健基本数据集 第 8 部分

23. WS/T 445—2014 电子病历基本数据集

24. WS/T 671—2020 国家卫生与人口信息数据字典

25. WS/T 778—2021 药品采购使用管理分类代码与标识码

26. T/BISSC 01—2022 专科疾病标准数据集建设规范

27. ICD-9-CM-3 国际疾病分类 第 9 版 临床修订 第 3 卷

28. ICD-10 疾病和有关健康问题的国际统计分类 第 10 版

29. T/CI—010—2023 癫痫中西医诊疗标准数据集规范建立标准

3. 术语和定义

WS/T 370—2022、WS 445—2014 中界定的以下术语和定义适用于本文件。

3.1 电子病历

医务人员在医疗活动过程中，使用医疗机构信息系统生成的文字、符号、图表、图形、数据、影像等数字化信息，并能实现存储、管理、传输和重现的医疗记录，是病历的一种记录形式。

（WS/T 445.1—2014，定义 3.1.1）

3.2 病例报告表

病例报告表（case report form，CRF）是按临床试验方案所规定设计的一种文件，用以记录每一例受试者在试验过程中的数据。病例报告表中的数据来自原始文件并与原始文件一致，试验中的任何观察、检查结果均应及时、准确、完整、规范、真实地记录于病历和正确地填写至病例报告表中，不得随意更改，确因填写错误，作任何更正时应保持原记录清晰可辨，由更正者签署姓名和时间。

[FGWJ-2003-10254，药物临床试验质量管理规范（局令第 3 号）第八章 记录与报告]

3.3 电子数据采集

电子数据采集（electronic data capture，EDC）是一种基于计算机网络的用于临床试验数据采集的技术，通过软件、硬件、标准操作程序和人员配置的有机结合，以电子化的形式直接采集和传递临床数据。[GGTG-2016-11713，总局关于发布临床试验的电子数据采集技术指导原则的通告（2016年第114号）]

3.4 数据建模

对现实世界各类数据的抽象组织，确定数据库需管辖的范围、数据的组织形式等直至转化成现实的数据库。

3.5 源数据

源数据是"数据"本身，强调数据状态是"创建"之后的"原状态"，也就是没有被加工处理的数据。临床试验中的原始记录或其核证副本上记载的所有信息，包括临床发现、观测结果以及用于重建和评价该试验所必需的其他相关活动记录。这些数据的载体都是客观存在的，可以是纸质文件的形式，也可以是计算机系统中的电子形式。

3.6 再生数据

针对"源数据"的任何使用过程都可能产生中间数据，称为再生数据。

3.7　人工智能

表现出与人类智能（如推理和学习）相关的各种功能单元的能力。
[GB/T 5271.28—2001，定义 28.01.02]

3.8　机器学习

功能单元通过获取新知识或技能，或通过整理已有的知识或技能来改进其性能的过程。
[GB/T 5271.28—2001，定义 28.01.21]

4. 缩　略　语

CRF：病例报告表（case report form）

EDC：电子数据采集（electronic data capture）

CT：计算机断层成像（computed tomography）

MRI：磁共振成像（magnetic resonance imaging）

PET-MRI/CT：正电子发射断层显像 - 磁共振成像 / 计算机断层成像（positron emission tomography-magnetic resonance imaging/computed tomography）

PCOS：多囊卵巢综合征（polycystic ovary syndrome）

TXT：文本格式（text）

NLP：自然语言处理（natural language processing）

AI：人工智能（artificial intelligence）

ETL：数据仓库技术（extract-transform-load），用来描述将数据从来源端经过抽取（extract）、转换（transform）、加载（load）至目的端的过程

OCR：光学字符识别（optical character recognition）

ODS：操作数据存储（operational data store）

SE：癫痫持续状态（status epilepticus）

NCSE：非惊厥性癫痫持续状态（non-convulsive status epilepticus）

API：应用程序接口（application programming interface）

5. 数据元数据属性

依据 WS/T 370—2022，数据元数据属性见表 1。

表 1　数据元数据属性

元数据子集	元数据项	元数据值
标识信息子集	数据集名称	癫痫中西医诊疗标准数据集、癫痫持续状态诊疗标准数据集、育龄期女性癫痫诊疗标准数据集
	数据集标识符	
	数据集发布方——单位名称	中国国际科技促进会
	关键词	癫痫，中西医，数据集，标准
	数据集语种	中文
	数据集分类——类目名称	卫生综合
内容信息子集	数据集摘要	癫痫患者在医疗机构所产生的多学科诊疗病历信息
	数据集特征数据元	癫痫患者基本信息、社会学、既往史及现病史、个人史、家族史、体格检查、诊断、实验室检查、影像学检查、病理检查、手术及操作、药物治疗、随访信息、疗效评价、不良事件

6. 数据元目录

6.1 数据元公用属性

数据元公用属性描述见表2。

表2 数据元公用属性描述

属性种类	数据元属性名称	属性值
标识类	版本	V1.0
	注册机构	中国国际科技促进会
	相关环境	癫痫中西医诊疗病历信息、癫痫持续状态诊疗病历信息、育龄期女性癫痫诊疗病历信息
关系类	分类模式	分类法
管理类	主管机构	中国国际科技促进会
	注册状态	标准状态
	提交机构	四川大学华西医院

6.2　数据元专用属性

6.2.1　基本信息

基本信息的数据元专用属性描述见表 3。

表 3　基本信息的数据元专用属性描述

值	基本信息	值含义
000	登记号	根据各医院 His 系统（如十位阿拉伯数字）
001	就诊日期（公历）	___年___月___日
001	姓名	中文名（身份证登记为准）
002		英文名或拼音（护照登记为准）
001	身份证件号码	中国人：18 位数字（加或不加罗马数字 X）
002		外国人：护照登记为准
001	出生日期（公历）	___年___月___日___时___分
002	性别	女性 / 男性
000	民族	___族
001	电话号码	本人手机号（11 位）
002		家属 1 手机号（11 位）

值	基本信息	值含义
003		家属 2 手机号（11 位）
004		家庭电话（区号三位 - 八位数字号码 / 区号四位 - 七位数字号码）
001		农村（居住地）：如四川省成都市双流区黄龙溪镇古佛村陈家院子（详细到村组）
002		城市（居住地）：如四川省成都市武侯区人民南路三段 17 号（详细到门牌号）
003		省份
004	常住地类型代码（勾选）	市
005		县 / 区
006		高原（海拔 1000m/1500m/2000m/2500m 以上）
007		平原（海拔 500m 以下）
001		未上学
002		小学
003		初中
004	学历代码（勾选）	高中或中专
005		本科或大专
006		硕士及以上

续表

值	基本信息	值含义
001	从事职业工种描述（参照 GB/T 6565—2015）（勾选）	第一大类：党的机关 / 国家机关 / 群众团体和社会组织 / 企业事业单位负责人
002		第二大类：专业技术人员
003		第三大类：办事人员和有关人员
004		第四大类：社会生产服务和生活服务人员
005		第五大类：农 / 林 / 牧 / 渔业生产及辅助人员
006		第六大类：生产制造及有关人员
007		第七大类：军人
008		第八大类：不便分类的其他从业人员
001	婚姻状况（14 岁以下未成年不填）（勾选）	未婚
002		已婚
003		离异
004		再婚
005		丧偶
006		分居

续表

值	基本信息	值含义
001		学生 / 学龄前儿童 / 婴幼儿
002	非从业人员（勾选）	65 岁以上老年人 / 退休
003		下岗 / 无业
001		公费医疗
002		职工医保
003	医疗保险类别名称（勾选，可多选）	城乡居民医保
004		商业保险
005		低保
006		无医保

(GB/T 6565—2015 职业分类与代码)

6.2.2　现病史

现病史的数据元专用属性描述见表 4。

表4　现病史的数据元专用属性描述

值	癫痫现病史	值含义
000		具体时间：____年____月____日____时____分（若部分缺失，则记录到相对精确的时间），至少记录____周岁，季度（春/夏/秋/冬）和节气（中国24节气）
001		发作时状态：清醒（醒后2小时内）/入睡前/入睡1小时内/熟睡中（睡醒前1小时内）
002	癫痫首次发作	先兆：无 　有：听觉先兆/视觉先兆/嗅觉先兆/言语先兆/运动先兆/情感先兆/躯体感觉异常/幻觉/其他（可多选）
003		伴意识障碍：是/否
004		意识障碍持续时间：____分____秒
005		发作起始时局部症状：无/有（自动症/运动症状/感觉症状/自主神经症状）
001	癫痫症状学（西医）	意识状态：知觉保留（意识清楚/能回忆发作过程） 　意识障碍：意识丧失/呼之不应/大脑空白感/记忆力损伤/其他
002		运动症状：无； 　有：强直/阵挛/强直-阵挛/阵挛/痉挛/肌阵挛/偏转/运动停止/失张力/持物脱落/跌倒/眼睑肌阵挛/肌张力障碍/双侧不对称强直姿势/不协调/杰克逊发作/瘫痪（轻瘫）/构音障碍/其他（可多选）

续表

值	癫痫现病史	值含义
003		非运动症状：无； 　有：精神症状 / 情绪或情感障碍 / 感觉症状 / 自动症 / 自主神经症状（可多选）
031		精神症状：错觉 / 幻觉 / 计算力缺失 / 忽视 / 似曾相识或陌生感 / 强迫思维 / 人格分裂 / 其他（可多选）
032		情绪或情感障碍：激越 / 愤怒 / 恐惧 / 哭泣（流泪） / 大笑（发笑） / 焦虑 / 偏执 / 欣快 / 其他（可多选）
033		感觉症状：听觉 / 视觉 / 温度觉 / 触觉 / 味觉 / 嗅觉 / 位置觉 / 前庭觉（头晕、站立不稳） / 其他（可多选）
034		自动症：点头 / 手动 / 眨眼 / 口面部不自主运动（咂嘴、秽语、挤眉弄眼） / 脱衣 / 蹬踏 / 行走或奔跑 / 攻击行为 / 性行为 / 其他（可多选）
035		自主神经症状：胃气上涌 / 过度通气或通气不足 / 心动过速或过缓 / 心脏停搏 / 面色潮红或苍白 / 竖毛 / 勃起 / 大小便失禁 / 其他（可多选）
000		症状出现的部位：左侧（上 / 下肢） / 右侧（上 / 下肢） / 躯干 / 头部 / 全身
000		意外事故：无 / 烧伤 / 烫伤 / 刀割伤 / 车祸伤 / 骨折 / 关节脱臼 / 牙齿松脱 / 溺水 / 其他
000		运动 / 感觉症状是否对称

☆　☆　☆　☆

值	癫痫现病史	值含义
000		是否每次发作均一样
001	癫痫发作期（中医辨证）	阳痫：主症 / 次症
011		主症：面色潮红转为青紫 / 牙关紧闭 / 双眼上视 / 四肢抽搐 / 项背强直 / 旋即扑倒不省人事
012		次症：喉中痰鸣 / 伴怪叫声 / 发作前有眩晕 / 头痛感 / 甚则二便失禁
002		阴痫：主症 / 次症
021		主症：面色晦暗 / 手足清冷 / 双眼半开半闭 / 呆木无知 / 动作中断
022		次症：发作时间短 / 声音低微无怪叫声 / 平时乏力气短 / 不动不语
001	癫痫发作间期（中医辨证）	痰气郁滞：主症 / 次症
011		主症：头晕目眩 / 口眼手等局部抽搐 / 无意识的动作 / 言语障碍 / 呕吐
012		次症：平素情志抑郁 / 静而少言 / 神情呆钝 / 胸胁满闷 / 痰多
002		脾虚痰湿：主症 / 次症
021		主症：平素神疲乏力 / 低声懒言 / 四肢无力 / 大便不成形
022		次症：面色发白 / 四肢不温 / 叫声低弱

☆ ☆ ☆ ☆

续表

值	癫痫现病史	值含义
003		肝肾阴虚：主症 / 次症
031		主症：频频发作 / 精神恍惚 / 面色晦暗 / 腰膝酸软
032		次症：头晕目眩 / 双眼干涩 / 健忘失眠 / 大便干燥
004		瘀阻脑络：主症 / 次症
041		主症：平素头痛头晕 / 疼痛部位较固定 / 单侧肢体抽搐
042		次症：口唇紫绀 / 单侧面部抽动 / 健忘 / 外伤
005		血虚风动：
051		主症：猝然仆倒 / 面部烘热 / 两目瞪视 / 局限性抽搐
052		次症：四肢抽搐无力 / 手足蠕动 / 心悸失眠 / 二便自遗
006		肝火痰热：主症 / 次症
061		主症：平素急躁易怒 / 面红目赤 / 心烦失眠
062		次症：焦虑 / 口苦咽干 / 咳痰不爽 / 便秘溲黄
007		心脾两虚：主症 / 次症

☆ ☆ ☆ ☆

值	癫痫现病史	值含义
071		主症：久痫不愈 / 四肢无力 / 口吐白沫 / 口噤目闭
072		次症：神思恍惚 / 心悸失眠 / 面色苍白
000	癫痫诊断：按癫痫发作类型分类标准（参照 ILAE 2017 版）	共____种发作类型
001		发作类型 1：在下图中勾选，发作频率：____次 /（年 / 月 / 周 / 日）____
002		发作类型 2：在下图中勾选，发作频率：____次 /（年 / 月 / 周 / 日）____
003		发作类型 3：在下图中勾选，发作频率：____次 /（年 / 月 / 周 / 日）____
000		目前主要发作类型：____
000	强直 - 阵挛发作（FBTCS）	无 / 有，发生频率：____次 / 年 / 月 / 周 / 日
		共发作：____次
000	发作类型 1/2/3 最近一次发作	时间：____年____月____日____时____分

续表

值	癫痫现病史	值含义

局灶起源 | **全面起源** | **未知起源**

局灶起源		全面起源		未知起源	
知觉保留 ☐　知觉障碍 ☐		**运动**		**运动**	
运动起源		强直 - 阵挛	☐	强直 - 阵挛	☐
自动症	☐	阵挛	☐	癫痫痉挛	☐
失张力	☐	肌阵挛	☐	**非运动**	
阵挛	☐	肌阵挛 - 强直 - 阵挛	☐	运动停止等	☐
癫痫痉挛	☐	肌阵挛 - 失张力	☐	**未分类**	☐
过度运动	☐	失张力	☐		
肌阵挛	☐	癫痫痉挛	☐		
强直	☐	**非运动（失神）**			
非运动起源		典型	☐		
自主神经发作	☐	非典型	☐		
运动停止发作	☐	肌阵挛	☐		
认知发作	☐	眼睑肌阵挛	☐		
情绪发作	☐				
感觉发作	☐				

续表

值	癫痫现病史	值含义
001		无
002	癫痫发作诱因	有：如上呼吸道感染 / 受凉 / 疲劳 / 玩游戏 / 打麻将 / 失眠 / 紧张 / 咳嗽 / 排尿 / 闪光刺激等
003		不详
001		记忆力下降或注意力不集中：无 / 有（具体描述）：_____
002		嗜睡 / 睡眠障碍：无 / 有（具体描述）：_____
003		头痛：无 / 有（具体描述）：_____
004		语言障碍 / 构音障碍：无 / 有（具体描述）：_____
005	发作类型 1/2/3	肢体运动障碍：无 / 有（具体描述）：_____
006	发作后状态	肌肉酸痛：无 / 有（具体描述）：_____
007		情绪 / 性格改变：无 / 有（具体描述）：_____
008		胃肠道症状：无 / 有（具体描述）：_____
009		发作后游走：无 / 有（具体描述）：_____
099		其他
001	总体发作频率变	病程：共____年
002	化趋势	起病后：第____年至第____年，平均发作频率____次 /（年 / 月 / 日）（推荐以"时间轴"展示）

☆ ☆ ☆ ☆

续表

值	癫痫现病史	值含义
003		最长间隔发病时间：____（天 / 月 / 年）
004		最近一次发病时间：____年____月____日____时____分
005		睡眠中发作频率：< 25% 睡眠发作 /25% ～ 75% 睡眠发作 / > 75% 睡眠发作
000	耐药性癫痫	不详 / 否 / 是，诊断时间：____年____月
000	癫痫持续状态	不详 / 无 / 有，具体描述：
001		发生频率：____次 / 年
002		惊厥性 / 非惊厥性

值	癫痫持续状态现病史	值含义
001	癫痫持续状态症状学分类	癫痫持续状态发作开始时间：____年____月____日____时____分（记录到相对精确的时间）
001		发作时状态：清醒（醒后 2 小时内）/ 入睡前 / 入睡 1 小时内 / 熟睡中（睡醒前 1 小时内）/ 不详
002		是否伴昏迷：否；是
003		是否伴突出的运动症状：否；是：全面性 / 肌阵挛 / 局灶运动性 / 强直 / 过度运动
004		是否为全面性运动性发作：否；是：全面性 / 局灶起源演变为双侧惊厥性 / 不能确定局灶性或全面性

续表

值	癫痫持续状态现病史	值含义
005		是否为局灶运动性发作：否；是：反复局灶性运动性发作 / 持续性部分性 / 旋转性发作 / 眼球阵挛持续状态 / 发作期麻痹（即局灶性运动抑制性）
006		是否为伴昏迷的 NCSE：是；否：全面性 / 局灶性 / 不能确定局灶性或全面性
007		是否为全面性 NCSE：否；是：典型失神 / 不典型失神 / 肌阵挛失神
008		是否为局灶性 NCSE：否；是：不伴意识损害（持续先兆，伴自主神经、感觉、视觉、嗅觉、味觉、情绪、精神、体验或听觉症状）/ 失语持续状态 / 伴意识损害
		发作类型：在下图中勾选

癫痫持续状态的症状学分类	
A 伴突出的运动症状	B 不伴突出的运动症状（即非惊厥性 SE，NCSE）
A.1 惊厥性 SE（convulsive SE，CSE，等同于强直 - 阵挛 SE） A.1.a 全面性惊厥（general convulsion） A.1.b 局灶起源演变为双侧惊厥性 SE A.1.c 不能确定局灶性或全面性 A.2 肌阵挛 SE（突出的癫痫性肌阵挛） A.2.a 伴昏迷 A.2.b 不伴昏迷	B.1 NCSE 伴昏迷（包括所谓的"微小"SE） B.2 NCSE 不伴昏迷 B.2.a 全面性 B.2.a.a 典型失神 B.2.a.b 不典型失神 B.2.a.c 肌阵挛失神 B.2.b 局灶性 B.2.b.a 不伴意识损害（持续先兆，伴自主神经、感觉、视觉、嗅觉、味觉、情绪 / 精神 / 体验或听觉症状）

☆ ☆ ☆ ☆

续表

值	癫痫持续状态现病史	值含义
	A.3 局灶运动性 SE A.3.a 反复局灶性运动性发作 A.3.b 持续性部分性癫痫 A.3.c 旋转性发作性持续状态 A.3.d 眼球阵挛持续状态 A.3.e 发作期麻痹（即局灶性运动抑制性 SE） A.4 强直 SE A.5 过度运动性 SE	B.2.b.b 失语持续状态 B.2.b.c 伴意识损害 B.2.c 不能确定局灶性或全面性 B.2.c.a 自主神经 SE

001		是否为脑血管病：否；是：缺血性脑卒中，脑出血，其他____
002		是否为皮质发育畸形：否；是：局灶性皮质发育不良Ⅱ型，结节性硬化症，其他____
003	癫痫持续状态病因学 分类	是否为头部外伤：否；是
004		是否为突然停用抗癫痫发作药物：否；是
005		是否为酒精相关：否；是：酒精中毒，酒精戒断
006		是否为代谢紊乱：否；是：电解质紊乱，肝性脑病，自身免疫性疾病
007		是否为药物中毒：否；是：神经毒素中毒，重金属中毒，其他：____
008		是否为脑缺血缺氧：否；是
009		是否为其他病因引起：否；是：____

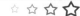

6.2.3 癫痫综合征

癫痫综合征的数据元专用属性描述见表5。

表5 癫痫综合征的数据元专用属性描述

值	癫痫综合征（参照 ILAE 2022 版）	值含义
000	新生儿期起病（出生后 28 天内）	自限性（家族性）新生儿癫痫（SeLNE，局灶性）
001	婴儿期起病（出生后 1 个月至 2 岁）	自限性家族性新生儿 - 婴儿癫痫（SeLNIE，局灶性）
002		自限性（家族性）婴儿癫痫（SeLIE，局灶性）
003		遗传性癫痫伴热性惊厥附加症（GEFS+，局灶性或全面性）
004		婴儿肌阵挛癫痫（MEI）
005		早发性婴儿发育性癫痫性脑病（EIDEE，进展性神经功能损害）
006		婴儿癫痫伴游走性局灶性发作（EIMFS，进展性神经功能损害）
007		婴儿癫痫性痉挛综合征（IESS，进展性神经功能损害）
008		Dravet 综合征（DS，进展性神经功能损害）
009		KCNQ2- 发育性癫痫性脑病（KCNQ2-DEE）
010		5' 磷酸吡哆醇缺陷性（PNPO）发育性癫痫性脑病（P5P-DEE）
011		CDKL5- 发育性癫痫性脑病（CDKL5-DEE）
012		原钙黏附蛋白 19 簇集性癫痫（PCDH19 簇集性癫痫）

续表

值	癫痫综合征（参照 ILAE 2022 版）	值含义
013		葡萄糖转运体 1 缺陷综合征（GLUT1DS）
014		吡哆醇依赖性（ALDH7A1）发育性癫痫性脑病（PDE-DEE）
015		Sturge-Weber 综合征（SWS）
016		伴下丘脑错构瘤的痴笑发作（GS-HH）
001		伴中央颞区棘波的自限性癫痫（SeLECTS，自限性局灶性）
002		伴有自主神经特征的自限性癫痫（SeLEAS，自限性局灶性）
003		儿童枕叶视觉癫痫（COVE，自限性局灶性）
004		光敏性枕叶癫痫（POLE，自限性局灶性）
005		肌阵挛失神癫痫（EMA，全面性）
006	儿童期起病（3～12 岁）	眼睑肌阵挛癫痫（EEM，全面性）
007		肌阵挛失张力癫痫（EMAtS，进展性神经功能损害）
008		Lennox-Gastaut 综合征（LGS，进展性神经功能损害）
009		发育性癫痫性脑病伴睡眠期棘慢波激活（DEE-SWAS）
010		癫痫性脑病伴睡眠期棘慢波激活（EE-SWAS）
011		热性感染相关性癫痫综合征（FIRES）

☆ ☆ ☆ ☆

续表

值	癫痫综合征（参照 ILAE 2022 版）	值含义
012		偏侧惊厥 - 偏瘫癫痫综合征（HHE）
013		儿童失神癫痫（CAE，全面性）
001		青少年肌阵挛癫痫（JME，全面性）
002	青少年期起病（12 ～ 19 岁）	青少年失神癫痫（JAE，全面性）
003		仅有全面性强直阵挛发作的癫痫（GTCA）
001		伴海马硬化的内侧颞叶癫痫（MTLE-HS，局灶性）
002		家族性内侧颞叶癫痫（FMTLE，局灶性）
003		睡眠相关过度运动性癫痫（SHE，局灶性）
004	各年龄段	伴可变起源灶的家族性局灶性癫痫（FFEVF，局灶性）
005		伴有听觉特征的癫痫（EAF，局灶性）
006		阅读诱发的癫痫（EwRIS，局灶或全面）
007		Rasmussen 综合征（RS）
008		进行性肌阵挛癫痫（PME）

6.2.4 癫痫共患病

儿童癫痫共患神经发育障碍疾病的数据元专用属性描述见表 6。

表 6 儿童癫痫共患神经发育障碍疾病的数据元专用属性描述

值	癫痫共患病 [《美国精神障碍诊断与统计手册》(DSM-5) 第五版]	值含义（严重程度评估及分型）
001	全面发育迟缓 / 智力障碍	全面发育迟缓（5 岁以下）/ 智力障碍（> 5 岁）
011	全面发育迟缓（5 岁以下）	格利菲斯发育评估（0 ~ 8 岁）/ 贝利评估（0 ~ 42 个月）/GESELL（0 ~ 6 岁）：两个能区落后 2 个标准差（或 DQ < 85 或发育里程碑落后）
012	智力障碍（> 5 岁）	韦氏智力测试（IQ < 70）+ 适应性行为测试（ABAS 测试）
002	交流障碍	语言障碍 / 语音障碍 / 口吃 / 语用障碍
021	语言障碍	0 ~ 3 岁 Dream-it 3 ~ 8 岁梦想语言评估（Dream-C）
022	语音障碍	慕言语音障碍评估
023	口吃	自然场景语言流畅度测试
024	语用障碍	叙事评估
003	特定学习困难	读写障碍 / 数字学习障碍
031	读写障碍	IQ > 80，读写障碍评估阳性

续表

值	癫痫共患病[《美国精神障碍诊断与统计手册》(DSM-5)第五版]	值含义（严重程度评估及分型）
032	数学学习障碍	早期儿童数学能力测试（TEMA），适用于3～8岁儿童／数学能力测试量表（待统一标准）
004	运动障碍	抽动障碍／刻板运动障碍／发育性协调障碍
041	抽动障碍	耶鲁抽动障碍评估问卷
042	刻板运动障碍	无
043	发育性协调障碍	MABC-2或者BOT2
051	孤独症谱系障碍（童年孤独症）	改良婴幼儿孤独症量表（M-CHAT）（儿保套餐，适用于18～30个月）
052		孤独症行为评定量表（ABC）
053		儿童孤独症评定量表（CARS）
054		孤独症诊断观察量表-第二版（ADOS-2）（金标准，适用于2岁以上人群）
055		孤独症诊断访谈量表修订版（ADI-R）（金标准，适用于2岁以上人群）
006	注意缺陷多动障碍	症状筛查量表／行为评定量表／功能评估量表
061		注意缺陷多动症状筛查量表：DSM-V；SNAP-IV-26，适用于6岁以上
062		注意缺陷多动障碍行为评定量表：Conner量表，适用于6岁以上
063		注意缺陷多动障碍功能评估量表：

值	癫痫共患病 [《美国精神障碍诊断与统计手册》（DSM-5）第五版]	值含义（严重程度评估及分型）
631		Weiss 功能缺陷父母评定量表（WFIRS-P）
632		儿童困难问卷（QCD）
633		适应性行为评定量表（ABAS 量表）
634		社交反应量表（SRS）
064		认知评定：
641		韦氏智力测试
642		瑞文智力测试
643		剑桥认知测试（CANTAB 测试系统）
065		执行功能评定：
651		BRIEF-2 量表
652		IVA-CPT
653		威斯康辛图片测试（WCST）
000	治疗方式	用药 / 其他治疗方法

成人癫痫共患病的数据元专用属性描述见表7。

表7　成人癫痫共患病的数据元专用属性描述

值	癫痫现患共患病	值含义（严重程度评估及分型）
011	先天性心脏病	房间隔缺损
012		室间隔缺损
013		卵圆孔未闭合：右向左分流分级（RLS）
014		动脉导管未闭
015		遗传性心律失常
099		其他先天性心脏病
002	抑郁（需精神科医师诊断）	抑郁自评量表（PHQ-9）/汉密尔顿抑郁量表（HAMD）
003	焦虑（需精神科医师诊断）	广泛性焦虑量表（GAD-7）/汉密尔顿焦虑量表（HAMA）
004	器质性精神障碍	按照 DSM-5 诊断
005	偏头痛	视觉模拟评分（VAS）/头痛影响测试（HIT-6）/偏头痛残疾评估（MIDAS）
006	睡眠障碍	匹兹堡睡眠质量指数量表（PSQI）
		多导睡眠监测（PSG）：采集参数包括脑电图/眼动电图/肌电图/心电图/口鼻气流/鼾声/呼吸运动/脉搏血氧饱和度/体位等

续表

值	癫痫现患共患病	值含义（严重程度评估及分型）
007	多囊卵巢综合征（PCOS）（三条标准中满足任意两条），仅育龄期女性采集	稀发排卵或无排卵
		高雄激素血症或高雄激素的临床表现（如多毛、痤疮等）
		超声检查显示双侧卵巢均有 ≥ 12 个且直径 2 ～ 9mm 的小卵泡和（或）卵巢体积增大（每侧 > 10ml，卵巢体积 = 0.52× 长__cm× 宽__cm× 厚__cm），即卵巢多囊样改变
099	其他共患病	具体测评方法
000	治疗方式	用药 / 其他治疗方法

现患合并症的数据元专用属性描述见表 8。

表 8　现患合并症的数据元专用属性描述

值	现患合并症及治疗	值含义
001	无合并症	药物治疗及其他治疗方法
002	合并症 1	治疗药物：具体描述
003	合并症 2	治疗药物：具体描述
004	合并症 3	治疗药物：具体描述

6.2.5　既往史

既往史的数据元专用属性描述见表 9。

表 9　既往史的数据元专用属性描述

值	既往史	值含义
001	一般情况	良好 / 一般 / 较差 / 很差
002		发育情况：运动 / 语言 / 认知 / 社交
001	神经系统疾病	有 / 无脑血管病（参考表 22）
002		有 / 无颅脑外伤史（任何原因导致的头部剧烈碰撞）
021		受伤形式：高处坠落 / 重物砸伤 / 对冲伤 / 刀伤 / 枪伤 / 电击伤 / 车祸伤等
022		病情严重程度：头皮破损出血 / 颅骨骨折 / 意识障碍 / 颅内出血 / 脑挫裂伤等
023		发生时年龄＿＿＿岁
003		有 / 无头颅手术史
031		癫痫发生前（手术原因、手术名称、时间、病理结果）
032		癫痫发生后（手术原因、手术名称、时间、病理结果）
004		有 / 无颅脑发育畸形（参考表 22）
005		有 / 无颅内肿瘤史（参考表 22）
006		有 / 无热性惊厥史（6 岁之前发热抽搐）
061		高热惊厥（体温＞ 39℃）：有 / 无

值	既往史	值含义
062		第一次发作时年龄：＿＿岁
063		发作时体温：＿＿℃
064		共发作＿＿次
007		有／无颅内感染病史，注明诊断依据：如腰椎穿刺／磁共振增强扫描等（参考表23）
008		神经系统代谢性疾病（参考表24）
009		有／无自身免疫性脑炎（参考表25）
010		有／无其他脑炎
011		遗传性疾病／染色体病（参考表26）
012		缺血缺氧性脑病
013		神经系统退行性变性疾病
131		痴呆（所有类型）
132		帕金森病
133		帕金森叠加综合征
014		多发性硬化
099		其他
000	眼部疾病	视网膜错构瘤

续表

值	既往史	值含义
001	呼吸系统疾病	无
002		慢性阻塞性肺疾病
003		肺性脑病
004		阻塞性睡眠呼吸暂停综合征
005		肺结核
099		其他
001	循环系统疾病	无
002		先天性心脏病
003		心脏手术
004		心脏自主神经障碍
005		遗传性心律失常，如长 QT 综合征（LQT）/ 短 QT 综合征（SQT）
099		其他
001	消化系统疾病	无
002		炎性肠病
003		病毒性肝炎
004		肝硬化

续表

值	既往史	值含义
005		克罗恩病
006		溃疡性结肠炎
007		乳糜泻
099		其他
001		无
002		狼疮脑病
003	风湿疾病	干燥综合征
004		白塞病
099		其他
001		无
002		甲状腺疾病
003		糖尿病
004	内分泌疾病	肾上腺疾病
005		垂体瘤
006		高泌乳素血症
099		其他

☆ ☆ ☆ ☆

续表

值	既往史	值含义
001		无
002		糖尿病酮症酸中毒
003		糖原贮积病
004		高苯丙氨酸血症 / 苯丙酮尿症
005		四氢生物蝶呤缺乏症
006		甲基丙二酸血症
007		异戊酸血症
008	代谢性疾病	线粒体 DNA 耗竭综合征
009		溶酶体贮积病
010		过氧化物酶体病
011		先天性高氨血症
012		半乳糖血症
013		家族性高脂蛋白血症
014		肝豆状核变性
015		尿毒症脑病

值	既往史	值含义
016		肝性脑病
017		卟啉病
018		脑叶酸缺乏症
019		高同型半胱氨酸血症
099		其他
001		无
002		皮肤神经纤维瘤病
003	神经皮肤综合征	神经皮肤黑色素沉着症
004		结节性硬化症（皮肤脱失斑／鲨革斑）
005		脑面血管瘤病
099		其他：如色素失禁／头发脱失／头发卷黄等
001		无
002		淋巴瘤
003		白血病
004	血液病	贫血
005		造血异常
099		其他

☆ ☆ ☆ ☆

值	既往史	值含义
099	其他	如肢体躯干外伤 / 产伤 / 煤气或药物中毒等
000	疫苗接种	新冠病毒 / 乙肝 / 卡介苗 / 脊髓灰质炎 / 麻疹 / 百白破 / 乙脑等疫苗
000	输血史	无
001		有：
011		输血总次数：
012		输血年份：
013		输血原因：
014		血液成分：
015		血型：
016		输血量：＿＿＿（ml）
000	既往癫痫发作情况	既往是否有癫痫发作：否 / 不详 / 是（继续往下填写）
		首次癫痫发作具体时间：＿＿＿年＿＿＿月＿＿＿日
001		癫痫发作频率：＿＿＿次 / 年
002		既往是否有癫痫持续状态：否 / 不详 / 是（继续往下填写）
003		强直 - 阵挛发作（FBTCS）：无 / 有，发作频率：＿＿＿次 / 年

续表

值	既往史	值含义
004		是否为耐药性癫痫：不详 / 否 / 是，诊断时间：＿＿＿年＿＿＿月
005		是否为睡眠中发作：无 / ＜ 25% 睡眠发作 /25% ～ 75% 睡眠发作 / ＞ 75% 睡眠发作
006		其他癫痫发作类型 发作类型 1：发作频率：＿＿＿次 / 年 发作类型 2：发作频率：＿＿＿次 / 年 发作类型 3：发作频率：＿＿＿次 / 年
000	既往服用抗癫痫发作药物情况	0= 未用药　1= 已用药 开始正规服用抗癫痫发作药物的年龄：＿＿＿（岁），是在距离癫痫首次发生后多久：＿＿＿（年）
002		目前服用药物： 第一代抗癫痫发作药物：卡马西平片 / 氯硝西泮 / 苯巴比妥 / 苯妥英 / 扑米酮 / 丙戊酸 第二代抗癫痫发作药物：氯巴占 / 非尔氨酯 / 加巴喷丁 / 拉莫三嗪 / 左乙拉西坦 / 奥卡西平 / 普瑞巴林 / 替加宾 / 托吡酯 / 氨己烯酸 / 唑尼沙胺 第三代抗癫痫发作药物：布瓦西坦 / 大麻二酚 / 艾司利卡西平 / 依佐加滨 / 瑞替加滨 / 拉考沙胺 / 吡仑帕奈 其他：磷苯妥英 / 硫噻嗪 / 复方苯巴比妥溴化钠

值	既往史	值含义
003		既往服用且目前已经停用的药物 第一代抗癫痫发作药物：卡马西平片 / 氯硝西泮 / 苯巴比妥 / 苯妥英 / 扑米酮 / 丙戊酸 第二代抗癫痫发作药物：氯巴占 / 非尔氨酯 / 加巴喷丁 / 拉莫三嗪 / 左乙拉西坦 / 奥卡西平 / 普瑞巴林 / 替加宾 / 托吡酯 / 氨己烯酸 / 唑尼沙胺 第三代抗癫痫发作药物：布瓦西坦 / 大麻二酚 / 艾司利卡西平 / 依佐加滨 / 瑞替加滨 / 拉考沙胺 / 吡仑帕奈 其他：磷苯妥英 / 硫噻嗪 / 复方苯巴比妥溴化钠
004		停用原因 完全控制 / 控制不佳 / 副作用 / 缺药 / 其他：＿＿＿＿

6.2.6　个人史

个人史的数据元专用属性描述见表 10。

表 10　个人史的数据元专用属性描述

值	个人史	值含义
001	惯用手	右利手
002		左利手

续表

值	个人史	值含义
001		不详
002	试管婴儿（本人）	否
003		是
001		否
002		双胎（同卵 / 异卵 / 不详）
003	您自己是否是双胎或多胎	多胎（同卵 / 异卵 / 不详）
004		另一个双胎有癫痫
005		另一个双胎无癫痫
001		正常（37 ～ 42 周）
002		早产（小于 37 周）
003	您出生时孕周	过期产（大于 42 周）
004		不详
001		不详
002	胎儿期药物暴露	母亲服用保胎药物
003		其他药物

续表

值	个人史	值含义
001		顺产
002	出生方式	产钳助产或者胎吸助产
003		剖宫产
001		无
002	缺血缺氧性脑病（ICD-10）	有（具体描述：＿＿＿）
003		不详
001		无
002	维生素 K 缺乏性颅内出血	有（具体描述：＿＿＿）
003		不详
001		无
002	低血糖脑病（《神经病学名词》）	有（具体描述：＿＿＿）
003		不详
001		无
002	宫内感染	有（具体描述：如 TORCH、HPV 等）
003		不详

续表

值	个人史	值含义
001		无
002	三代以内近亲结婚	有（具体描述：____）
003		不详
001		无
002		心血管畸形
003		唇腭裂
004	先天畸形（可多选）	畸形足 / 指
005		尿道下裂
006		腹股沟疝
099		其他____
001		无
002		有
021	生长发育迟滞	运动发育迟滞：如几月翻身 / 爬 / 走
022		语言发育迟滞：几月发声 / 几岁说话（叫爸妈、完整句子）
023		体育课成绩

续表

值	个人史	值含义
001		无
002		有
021	精神发育迟滞	特殊教育
022		难以独立生活
023		文化课成绩
000	不洁性接触史	无 / 有：每年____次
000	吸毒史	无 / 有：每年____次，毒品种类：____
001		不吸烟
002		开始吸烟年龄：____岁
021		近一周，每天吸烟____支
022	吸烟史	烟龄：____年
023		是否戒烟
024		戒烟年龄：____岁
025		戒烟原因：疾病、亚健康、预防保健、经济原因、其他
026		是否处于被动吸烟环境

值	个人史	值含义
027		被动吸烟时长
001		不饮酒
002		饮酒频率：每周 / 月 / 年_____次
003		醉酒频率：每周 / 月 / 年_____次
004		酒品类型：
041		啤酒：_____度，平均约_____毫升 / 次
042		白酒：_____度，平均约_____毫升 / 次
043	饮酒史	葡萄酒：_____度，平均约_____毫升 / 次
044		黄酒：_____度，平均约_____毫升 / 次
045		鸡尾酒：_____度，平均约_____毫升 / 次
046		青稞酒：_____度，平均约_____毫升 / 次
047		其他：_____度，平均约_____毫升 / 次
005		戒酒年龄：_____岁
006		戒酒原因：疾病、亚健康、预防保健、经济原因、其他
001	喝咖啡	不喝

☆　☆　☆　✩

续表

值	个人史	值含义
002		频率：每周 / 月 / 年____次，平均约每次____ml
021		戒咖啡年龄：____岁
022		戒咖啡原因：疾病 / 亚健康 / 预防保健 / 经济原因 / 其他
001	喝浓茶	不喝
002		频率：每周 / 月 / 年____次，平均约每次____ml
021		戒浓茶年龄：____岁
022		戒浓茶原因：疾病 / 亚健康 / 预防保健 / 经济原因 / 其他
001	喝兴奋性饮料	不喝
002		频率：每周 / 月 / 年____次，平均约每次____ml
021		戒兴奋性饮料年龄：____岁
022		戒兴奋性饮料原因：疾病 / 亚健康 / 预防保健 / 经济原因 / 其他
001	吃夜宵	不吃夜宵
002		频率：每周 / 月 / 年____次
003		夜宵类型：烧烤油炸、炖品药膳、肉汤、零食、其他
000	吃甜食 / 零食	甜品、冰淇淋、坚果等

续表

值	个人史	值含义
000	食用油种类	菜籽油、大豆油、花生油、橄榄油、玉米油、芝麻油、动物油、其他
001	电子游戏	不玩
002		玩：电脑游戏／主机游戏／掌机游戏／街机游戏／移动游戏／其他
000	熬夜	参照匹兹堡睡眠质量指数

6.2.7 婚育史

婚育史的数据元专用属性描述见表 11。

表 11 婚育史的数据元专用属性描述

值	月经及生育史	值含义
001	月经初潮	未初潮
002		初潮年龄＿＿＿（周岁）
001	月经周期	规律（22 ～ 35 天）
002		不规律（超出正常范围）
003		月经频发（< 21 天）
004		月经稀发（≥ 35 天／≥ 42 天／≥ 2 个月／≥ 3 个月／≥ 6 个月／≥ 1 年）

☆ ☆ ☆ ☆

值	月经及生育史	值含义
001	月经紊乱治疗	无
002		西药（具体药物名称 / 剂量 / 用法 / 疗程）
003		中药（具体药物名称 / 剂量 / 用法 / 疗程）
004		中西结合（具体药物名称 / 剂量 / 用法 / 疗程）
001	月经量	正常（每次量 5 ～ 80ml）
002		多（每次量＞ 80ml）
003		少（每次量＜ 5ml）
000	性生活史	无 / 有
001	生育史	无（原因：不孕 / 暂无怀孕计划 / 丁克 / 其他）
002		受孕方式（自然受孕 / 人工授精 / 试管）
003		生产次数：____
004		第一次生产年龄____（周岁）
041		是否足月产 / 早产
042		是否顺产 / 剖宫产（原因：____）
005		第二次生产年龄____（周岁）

值	月经及生育史	值含义
051		是否足月产 / 早产
052		是否顺产 / 剖宫产（原因：＿＿）
006		第三次生产年龄＿＿（周岁）
061		是否足月产 / 早产
062		是否顺产 / 剖宫产（原因：＿＿）
001	母乳喂养	否
002		是，喂养＿＿个月
001	后代健康状况	健康
002		癫痫（首发年龄周岁、就诊情况）
003		先天畸形（描述畸形类型）
004		智力减退
005		注意力缺陷多动障碍
006		孤独症谱系疾病
007		精神分裂症
009		其他

值	月经及生育史	值含义
001	不孕史（正常性生活且无避孕情况下，2 年未怀孕）	无
002		有（女方不孕、男方不孕）
021		不孕原因
022		治疗方式（手术、药物：描述具体方法）
023		治疗时长
024		转归（治愈、好转、无变化）

6.2.8 家族史

家族史的数据元专用属性描述见表 12。

表 12 家族史的数据元专用属性描述

值	家族史	值含义
001	家族史采集范围（适用于遗传性疾病）	患病成员
011		直系（父母、祖父母、外祖父母等）
012		旁系（兄弟姐妹、叔伯姑舅姨等）
002		疾病名称：_____（如家族中成员患不同癌症）

续表

值	家族史	值含义
003		确诊年龄____岁（每一位患病成员均分别采集）
004		疾病严重程度：轻度 / 中度 / 重度（每一位患病成员均分别采集）
005		治疗方案：____（每一位患病成员均分别采集）
006		预后：____（每一位患病成员均分别采集）
001	神经系统和精神疾病	无 有：如癫痫 / 热性惊厥 / 偏头痛 / 痴呆 / 脑出血 / 脑梗死 / 帕金森或帕金森综合征 / 脑炎 / 重症肌无力 / 结节性硬化 / 精神分裂症 / 双相情感障碍 / 孤独症等
002	循环系统疾病	无 有：如高血压 / 冠心病 / 心力衰竭 / 慢性心力衰竭 / 心房颤动 / 先天性心脏病 / 动脉粥样硬化 / 肺源性心脏病 / 硬皮病等
003	呼吸系统疾病	无 有：如慢性阻塞性肺疾病（COPD）/ 间质性肺炎 / 哮喘 / 慢性支气管炎 / 肺气肿 / 尘肺等
004	消化系统疾病	无 有：如胰腺炎 / 胰腺癌 / 慢性病毒性肝炎 / 肝硬化 / 肝癌 / 胃溃疡 / 克罗恩病等
005	泌尿生殖系统疾病	无 有：如肾衰竭 / 泌尿系统结石 / 前列腺增生 / 多囊卵巢综合征 / 卵巢癌 / 子宫内膜异位症 / 子宫内膜癌等

值	家族史	值含义
006	内分泌、营养、骨骼、代谢性疾病	无 有：如高脂血症 / 甲状腺相关疾病 / 干燥综合征 / 系统性红斑狼疮 / 皮肌炎 / 痛风高尿酸血症 / 膝关节炎 / 骨质疏松 / 糖尿病 / 营养不良等
007	后代出生缺陷家族史（可多选）	无 有：如心血管畸形 / 唇腭裂 / 畸形足或畸形指 / 尿道下裂 / 腹股沟疝等
009	其他家族史	无 有：如皮肤病

6.2.9　体格检查

体格检查（西医）的数据元专用属性描述见表13。

表 13　体格检查（西医）的数据元专用属性描述

值	体格检查	值含义
000	身高（cm）	保留一位小数
000	体重（kg）	保留一位小数
000	收缩压（mmHg）	整数
000	舒张压（mmHg）	整数

值	体格检查	值含义
000	腰围（cm）	保留一位小数
000	臀围（cm）	保留一位小数
001		正常成年男性（15% ～ 18%）
002		正常成年女性（20% ～ 25%）
003	体脂率（%）	成年男性运动员（7% ～ 15%）
004		成年女性运动员（12% ～ 25%）
005		异常：超出上述范围
001		完整性：如完好 / 缺如 / 疱疹等
002		颜色：如红润 / 苍白 / 色素缺失 / 色素脱失斑 / 色素沉着（轻 / 中 / 重度）/ 鲨革斑等
021		色斑大小：____（cm）×____（cm）
022	皮肤	有 / 无咖啡斑（具体描述：大小 / 部位 / 共几处）
023		有 / 无面部血管痣（具体描述：大小 / 部位 / 共几处）
024		有 / 无血管纤维瘤（具体描述：大小 / 部位 / 共几处）
003		瘢痕部位：如头皮 / 面部 / 躯干 / 四肢等，共____处
031		瘢痕大小：____（cm）×____（cm）

值	体格检查	值含义
032		瘢痕原因：烧伤（分级）/ 烫伤 / 切割伤 / 皮肤溃疡愈合等
004		有 / 无结节
005		痤疮：
051		无
052		轻度（粉刺型）
053		中度（丘疹脓疱型）
054		重度（结节、囊肿）
001		唇：____分
002		下颌：____分
003		前胸：____分
004	毛发	上腹：____分
005		下腹：____分
006		上背：____分
007		下背：____分
008		上臂：____分

值	体格检查	值含义
009		大腿：___分
001	头颅	大小：正常／异常（如小颅畸形／方颅等）头围（cm）
002		颅骨：完整／缺如（部位／大小）
003		头皮：完整／瘢痕／血肿（部位／大小／个数）等
004		头发：脱失／卷黄／枕部发际线等
001	眼部	视力视野
002		有无上睑下垂或痉挛
003		有无眼底结节、眼底血管硬化
004		眼球运动是否到位
005		有／无眼球震颤
006		有／无复视
007		角膜反射是否正常
008		眼间距
001	耳	耳位：耳位正常／耳位高／耳位低
002		有／无耳廓畸形

值	体格检查	值含义
003		有 / 无听力下降
001	面部	有 / 无面肌痉挛
002		有 / 无面瘫（鼻唇沟 / 额纹变浅）
003		有 / 无触痛 / 感觉减退
001	颈部	有 / 无斜颈
002		有 / 无抵抗
003		有 / 无甲状腺肿大
001	胸部	有 / 无胸廓畸形
002		有 / 无心脏杂音
003		有 / 无呼吸音异常
001	腹部	有 / 无包块
002		有 / 无压痛
001	神经系统	意识状态：清醒 / 意识模糊 / 嗜睡 / 昏睡 / 昏迷
021		脑高级活动 1：定向力（时间 / 地点 / 人物定向力是否正常）
022		脑高级活动 2：判断力 / 理解力 / 记忆力 / 计算力是否正常

续表

值	体格检查	值含义
023		脑高级活动 3：失语（无失语 / 混合性失语 / 运动性失语 / 感觉性失语 / 命名性失语 / 失读 / 失写 / 不合作）
024		脑高级活动 4：失用（无失用 / 观念性失用 / 运动性失用 / 观念运动性失用 / 结构性失用 / 不合作）
025		脑高级活动 5：失认（无失认 / 视觉失认 / 听觉失认 / 触觉失认 / 不合作）
026		脑高级活动 6：幻觉（未引出幻觉 / 幻听 / 幻视 / 幻嗅 / 幻味 / 幻触 / 内脏幻觉 / 不合作）
027		脑高级活动 7：妄想（未引出妄想 / 被害妄想 / 关系妄想 / 被控制感 / 夸大妄想 / 罪恶妄想 / 嫉妒妄想 / 疾病妄想 / 钟情妄想）
028		脑高级活动 8（针对儿童）：认知 / 语言 / 运动 / 体格发育情况
003		有无构音障碍 / 饮水呛咳 / 吞咽困难
004		肌力：
041		0 级 异常：部位（左侧 / 右侧 / 双侧），肢体（上肢 / 下肢）
042		1 级 异常：部位（左侧 / 右侧 / 双侧），肢体（上肢 / 下肢）
043		2 级 异常：部位（左侧 / 右侧 / 双侧），肢体（上肢 / 下肢）
044		3 级 异常：部位（左侧 / 右侧 / 双侧），肢体（上肢 / 下肢）
045		4 级 异常：部位（左侧 / 右侧 / 双侧），肢体（上肢 / 下肢）

续表

值	体格检查	值含义
046		5 级 正常
005		肌张力：正常 / 异常（增高 / 降低）：部位（左侧 / 右侧 / 双侧），肢体（上肢 / 下肢）
006		共济运动：
061		指鼻试验（协调 / 欠稳）
062		误指试验（协调 / 欠稳）
063		跟膝胫试验（协调 / 欠稳）
064		快复轮替试验（协调 / 欠稳）
065		反跳试验（协调 / 欠稳）
066		联合屈曲征（协调 / 欠稳）
067		Romberg 征（协调 / 欠稳）
007		步态是否正常
008		感觉神经是否正常：
081		浅感觉：存在（增强 / 减退）/ 消失：部位，严重程度（具体描述）
082		深感觉：存在（增强 / 减退）/ 消失：部位，严重程度（具体描述）
083		复合感觉：存在（增强 / 减退）/ 消失：部位，严重程度（具体描述）

续表

值	体格检查	值含义
084		图形觉：存在（增强/减退）/消失：部位，严重程度（具体描述）
009		反射系统是否正常（异常部位，具体描述）：
091		深反射（肱二头肌/肱三头肌/桡骨膜反射/膝反射/踝反射/Rossolimo 征/Hoffmann 征）：正常引出/异常（减弱/活跃）
092		阵挛（髌阵挛/踝阵挛）：正常引出/异常（减弱/活跃）
093		浅反射（腹壁反射/提睾反射/趾反射）：正常引出/异常（减弱/活跃）
010		病理征是否阳性（阳性部位：如上下肢/左右）：
101		Chaddock 征：阴性/阳性
102		Babinski 征：阴性/阳性
103		Oppenheim 征：阴性/阳性
104		Gordon 征：阴性/阳性
105		Gonda 征：阴性/阳性
011		脑膜刺激征是否阳性：
111		屈颈试验：阴性/阳性
112		Kernig 征：阴性/阳性（左右）
113		Brudzinski 征：阴性/阳性

续表

值	体格检查	值含义
012		自主神经是否正常：
121		皮肤划痕试验：阴性 / 阳性
122		发汗试验：阴性 / 阳性 / 未查
123		卧立位试验：阴性 / 阳性
013	精神发育	儿童 / 成人韦氏智力量表

6.2.10 中医体格检查

一般情况（中医）望诊的数据元专用属性描述见表 14。

表 14 一般情况（中医）望诊的数据元专用属性描述

值	望诊	值含义
001		得神：两目灵活 / 明亮有神 / 神志清晰 / 表情自然 / 反应灵敏 / 语言清晰 / 对答如流 / 饮食如常
002	望神	假神：目光转亮 / 浮光外露 / 言语不休
003		神乱：神志失常 / 兴奋 / 抑郁 / 紧张状态 / 精神呆痴 / 淡漠寡言 / 闷闷不乐 / 喃喃自语 / 苦笑无常

值	望诊	值含义
004		少神：两目晦滞／目光乏神／精神不振／思维迟钝／动作迟缓／声低懒言／食欲减退
005		失神：两目晦暗／目光呆滞／精神萎靡／反应迟钝／毫无食欲
001	望色（面色）	常色
002		青色
021		面色淡青或青黑
022		面色与口唇青紫
003		赤色
031		满面通红
032		久病面色苍白
004		黄色：面色黄而枯槁无光
005		白色
051		面色㿠白
052		面色苍白
006		黑色
061		面黑干焦
062		眼周发黑

值	望诊	值含义
001		望舌质
011		舌神
111		舌质荣润红活 / 活动自如
112		舌质干枯死板 / 无光泽 / 活动不灵
012		舌色
121		舌淡红
122		淡白舌
123		红舌
124	望舌	绛舌
125		青紫舌
013		舌形
131		嫩舌
132		胖舌 (胖大舌 / 肿胀舌)
133		瘦舌 (舌体瘦薄色淡 / 色红绛干燥)
134		点刺舌 (点刺色鲜红 / 点刺舌绛紫 / 舌尖点刺 / 舌边点刺 / 舌中点刺)
135		裂纹舌 (舌红绛而有裂纹、舌淡白而有裂纹)

值	望诊	值含义
136		齿痕舌（舌淡胖大而润边有齿痕）
002		望舌苔
021		苔质
211		薄苔（见底）
212		厚苔（不见底）
213		燥苔
214		腻苔（苔质颗粒细腻致密／融合成片／如涂有油腻之状／紧贴舌面）
215		腐苔（苔质颗粒疏松／粗大而厚／形如豆腐渣堆积舌面）
216		剥苔（舌红苔剥／舌淡苔剥／地图舌）
217		偏苔（舌尖／舌根／舌中／舌边）
218		全苔
022		苔色
221		苔薄白（润／干／滑）
222		苔白厚（腻／积粉苔）
223		淡黄苔（薄黄／黄滑）

值	望诊	值含义
224		深黄苔（黄糙 / 黄腻 / 焦黄）
225		灰黑苔（舌中 / 舌根部灰黑）
023		舌下络脉
231		舌下络脉短而细，舌色偏淡
232		舌下络脉粗胀 / 分叉，或呈青紫 / 绛 / 绛紫 / 紫黑色 / 曲张
001	望呕吐物	无
002		有（描述颜色 / 量 / 质地）

一般情况（中医）问诊的数据元专用属性描述见表 15。

表 15　一般情况（中医）问诊的数据元专用属性描述

值	问诊	值含义
001	问寒热	寒：具体描述（畏寒 / 喜凉）
002		热：具体描述（畏热 / 喜热）
001	问汗	有汗：（注明出汗时间＿＿＿ / 出汗量＿＿＿）
002		自汗：（注明出汗时间＿＿＿ / 出汗量＿＿＿）

续表

值	问诊	值含义
003		盗汗：（注明出汗时间____/ 出汗量____）
004		无汗
001		正常
002	问睡眠	失眠（注明时间：____）；经常不易入睡 / 睡而易醒 / 彻夜不眠
003		嗜睡（注明时间：包括时间点和时长）
001		口不渴
002	问口渴与饮水	口渴多饮
003		渴不多饮
001		食量过多
002	问饮食	喜热饮 / 冷饮
003		食欲减退
004		厌食
000	问大便	次数____大便（色　/ 质　/ 量　） 通畅度____肛门异常感觉　　失禁
000	问小便	次数____小便（色　/ 质　/ 量　） 通畅度____疼痛　　夜尿　　遗尿 / 失禁

值	问诊	值含义
001		经期　　月经（色　　/ 质　　/ 量　　）　　行经天数＿＿＿
002	问经带	痛经：注明出现时间 / 持续时间 / 疼痛严重程度（0 ~ 10 分）/ 疼痛特点
003		白带异常：色 / 质 / 量 / 气味

一般情况（中医）切诊的数据元专用属性描述见表 16。

表 16　一般情况（中医）切诊的数据元专用属性描述

值	切诊（八纲辨证为主）	值含义
001		浮：举之有余 / 按之不足
002	浮脉类	洪：脉体阔大 / 充实有力，来盛去衰
003		濡：浮细无力而软
001	沉脉类	沉：轻取不应 / 重按始得
002		弱：沉细无力而软
001		迟：一息不足四至
002	迟脉类	缓：一息四至 / 脉来怠缓
003		涩：往来艰涩 / 迟滞不畅

续表

值	切诊（八纲辨证为主）	值含义
001	数脉类	数：一息五至以上 / 不足七至
002		疾：脉来急疾 / 一息七八至
001	虚脉类	虚：举按无力 / 应指头松软
002		细：脉细如线 / 应指明显
003		微：极细极软 / 似有似无
001	实脉类	滑：往来流利 / 应指圆滑
002		弦：端直以长 / 如按琴弦

癫痫专科中医体征的数据元专用属性描述见表 17。

表 17　癫痫专科中医体征的数据元专用属性描述

值	证型分类	值含义
001	发作期	阳痫 / 阴痫
011	阳痫	舌脉：舌红　　　苔黄（腻）　　脉弦（数）
012	阴痫	舌脉：舌淡　　　苔白（腻）　　脉沉（细）
002	发作间期（休止期）	痰气郁滞 / 脾虚痰湿 / 肝肾阴虚 / 瘀阻脑络 / 血虚风动 / 肝火痰热 / 心脾两虚

值	证型分类	值含义
021	痰气郁滞	舌脉：舌淡暗　　苔白腻　　　脉弦滑
022	脾虚痰湿	舌脉：舌淡　　　苔白腻　　　脉濡滑
023	肝肾阴虚	舌脉：舌红　　　少苔 / 无苔　脉细数
024	瘀阻脑络	舌脉：舌暗红 / 舌下脉络曲张　苔薄白　　脉涩
025	血虚风动	舌脉：舌淡　　　少苔　　　　脉细弱
026	肝火痰热	舌脉：舌红　　　苔黄（腻）　脉弦（滑）数
027	心脾两虚	舌脉：舌淡　　　苔白　　　　脉（沉）弱

[参考 GB/T 40665 中医四诊操作规范]

6.2.11　实验室检查

实验室检查的数据元专用属性描述见表 18。

表 18　实验室检查的数据元专用属性描述

值	实验室检查	值含义
000	检测机构	官网名称
000	样本采集时间	＿＿＿年＿＿＿月＿＿＿日＿＿＿时＿＿＿分

续表

值	实验室检查	值含义
000	送样时间	____年____月____日____时____分
000	检测时间	____年____月____日____时____分
000	报告时间	____年____月____日____时____分
001		红细胞计数____$\times 10^{12}$/L（参考值：____～____$\times 10^{12}$/L）
002		血红蛋白____g/L（参考值：____～____g/L）
003		晚幼红细胞____/100 个细胞（参考值：____～____100 个细胞）
004		红细胞压积____L/L（参考值：____～____L/L）
005		平均红细胞体积____fl（参考值：____～____fL）
006	血常规	平均红细胞血红蛋白含量____pg（参考值：____～____pg）
007		平均红细胞血红蛋白浓度____g/L（参考值：____～____g/L）
008		RBC 分布宽度 CV____%（参考值：____～____%）
009		RBC 分布宽度 SD____fl（参考值：____～____fl）
010		白细胞计数____$\times 10^{9}$/L（参考值：____～____$\times 10^{9}$/L）
011		中性分叶核粒细胞绝对值____$\times 10^{9}$/L（参考值：____～____$\times 10^{9}$/L）
012		淋巴细胞绝对值____$\times 10^{9}$/L（参考值：____～____$\times 10^{9}$/L）

☆ ☆ ☆ ☆

续表

值	实验室检查	值含义
013		单核细胞绝对值＿＿＿×10⁹/L（参考值：＿＿＿～＿＿＿×10⁹/L）
014		嗜酸性粒细胞绝对值＿＿＿×10⁹/L（参考值：＿＿＿～＿＿＿×10⁹/L）
015		嗜碱性粒细胞绝对值＿＿＿×10⁹/L（参考值：＿＿＿～＿＿＿×10⁹/L）
016		中性分叶核粒细胞百分率＿＿＿%（参考值：＿＿＿～＿＿＿%）
017		淋巴细胞百分率＿＿＿%（参考值：＿＿＿～＿＿＿%）
018		单核细胞百分率＿＿＿%（参考值：＿＿＿～＿＿＿%）
019		嗜酸性粒细胞百分率＿＿＿%（参考值：＿＿＿～＿＿＿%）
020		嗜碱性粒细胞百分率＿＿＿%（参考值：＿＿＿～＿＿＿%）
021		原始细胞百分率＿＿＿%（参考值：＿＿＿～＿＿＿%）
022		血小板计数＿＿＿×10⁹/L（参考值：＿＿＿～＿＿＿×10⁹/L）
001		总胆红素＿＿＿μmol/L（参考值：＿＿＿～＿＿＿μmol/L）
002		直接胆红素＿＿＿μmol/L（参考值：<＿＿＿μmol/L）
003	血生化	间接胆红素＿＿＿μmol/L（参考值：<＿＿＿μmol/L）
004		丙氨酸转氨酶＿＿＿IU/L（参考值：<＿＿＿IU/L）
005		天冬氨酸转氨酶＿＿＿IU/L（参考值：<＿＿＿IU/L）

续表

值	实验室检查	值含义
006		总蛋白____g/L（参考值：____～____g/L）
007		白蛋白____g/L（参考值：____～____g/L）
008		球蛋白____g/L（参考值：____～____g/L）
009		白球比例____（参考值：____～____）
010		AST/ALT____
011		葡萄糖____mmol/L（参考值：____～____mmol/L）
012		肌酐____μmol/L（参考值：____～____μmol/L）
013		尿酸____μmol/L（参考值：____～____μmol/L）
014		尿素____mmol/L（参考值：____～____mmol/L）
015		碱性磷酸酶____IU/L（参考值：____～____IU/L）
016		肌酸激酶____IU/L（参考值：____～____IU/L）
017		谷氨酰转肽酶____IU/L（参考值：＜____IU/L）
018		乳酸脱氢酶____IU/L（参考值：____～____IU/L）
019		羟丁酸脱氢酶____IU/L（参考值：____～____IU/L）
020		总胆固醇 -CHOL____mmol/L（参考值：____～____mmol/L）
021		高密度脂蛋白 -HDL-C____mmol/L（参考值：____～____mmol/L）

值	实验室检查	值含义
022		低密度脂蛋白 -LDL-C____mmol/L（参考值：____～____mmol/L）
023		载脂蛋白 A1-APA____g/L（参考值：____～____g/L）
024		载脂蛋白 B100-APB____g/L（参考值：____～____g/L）
025		A1/B100-A/B____
026		脂蛋白（a）-LPA____nmol/L（参考值：____～____nmol/L）
027		甘油三酯 -TG____mmol/L（参考值：____～____mmol/L）
028		同型半胱氨酸____μmol/L（参考值：____～____μmol/L）
029		葡萄糖____mmol/L（参考值：____～____mmol/L）
030		钠____mmol/L（参考值：____～____mmol/L）
031		钾____mmol/L（参考值：____～____mmol/L）
032		氯____mmol/L（参考值：____～____mmol/L）
001		抗米勒管激素：（参考值：____～____ng/ml）
002		孕酮：____ng/ml（参考值：____～____ng/ml）
003	性激素	雌二醇：____pg/ml（参考值：____～____pg/ml）
004		黄体生成素：____IU/L（参考值：____～____IU/L）
005		卵泡刺激素：____IU/L（参考值：____～____IU/L）

续表

值	实验室检查	值含义
006		催乳素：＿＿ng/ml（参考值：＿＿～＿＿ng/ml）
007		脱氢表雄酮硫酸酯：＿＿μmol/L（参考值：＿＿～＿＿μmol/L）
008		性激素结合球蛋白：＿＿nmol/L（参考值：＿＿～＿＿nmol/L）
009		睾酮：＿＿ng/ml（参考值：＿＿～＿＿ng/ml）
001		糖化血红蛋白：（参考值：＿＿～＿＿mmol/L）
002		空腹血糖：＿＿mmol/L（参考值：＿＿～＿＿mmol/L）
003		空腹胰岛素：＿＿μU/ml（参考值：＿＿～＿＿μU/ml）
004		餐后 0.5 小时血糖：＿＿mmol/L（参考值：＿＿～＿＿mmol/L）
005		餐后 0.5 小时胰岛素：＿＿μU/ml（参考值：＿＿～＿＿μU/ml）
006	糖耐量试验	餐后 1 小时血糖：＿＿mmol/L（参考值：＿＿～＿＿mmol/L）
007		餐后 1 小时胰岛素：＿＿μU/ml（参考值：＿＿～＿＿μU/ml）
008		餐后 2 小时血糖：＿＿mmol/L（参考值：＿＿～＿＿mmol/L）
009		餐后 2 小时胰岛素：＿＿μU/ml（参考值：＿＿～＿＿μU/ml）
010		餐后 3 小时血糖：＿＿mmol/L（参考值：＿＿～＿＿mmol/L）
011		餐后 3 小时胰岛素：＿＿μU/ml（参考值：＿＿～＿＿μU/ml）
000	血清叶酸浓度	＿＿ng/ml（参考值：＿＿～＿＿ng/ml）

☆ ☆ ☆ ✩

续表

值	实验室检查	值含义
000	叶酸代谢基因检测	
011	尿常规	颜色____
012		浊度____
013		比重（SG）：____参考值：____～____
014		酸碱度（pH）：____参考值：____～____
015		隐血____（Cell/μl）（参考值：阴性）
016		白细胞____（Cell/μl）（参考值：阴性）
017		尿蛋白定性____（g/L）（参考值：阴性）
018		尿葡萄糖____（mmol/L）（参考值：阴性）
019		尿胆原定性____（μmol/L）（参考值：阴性）
110		酮体定性____（mmol/L）（参考值：阴性）
002		尿沉渣定量分析：
021		红细胞____/μl（参考值：____～____/μl）
022		白细胞____/μl（参考值：____～____/μl）
023		上皮细胞____/μl（参考值：____～____/μl）

续表

值	实验室检查	值含义
024		管型____/μl（参考值：____～____/μl）
025		病理管型____/μl（参考值：阴性）
026		细菌____/μl（参考值：<____/μl）
027		电导率____mS/cm（参考值：____～____mS/cm）
003		尿沉渣镜检：
031		白细胞____/HP（参考值：____～____/HP）
032		红细胞____/HP（参考值：____～____/HP）
033		脓细胞____/HP（参考值：无）
034		黏液丝____/LP（参考值：无 / 少许）
035		一般上皮细胞____/HP（参考值：无 / 少许）
036		小圆上皮细胞____/HP（参考值：无）
037		颗粒管型____/LP（参考值：无）
001		游离三碘甲状腺原氨酸 -FT_3____（参考值：____～____pmol/L）
002	甲状腺功能	游离甲状腺素 -FT_4____（参考值：____～____pmol/L）
003		促甲状腺激素 -TSH____（参考值：____～____mU/L）

值	实验室检查	值含义
004		抗甲状腺过氧化物酶抗体 -TPOAb____ （参考值：____~____IU/ml）
005		抗甲状腺球蛋白抗体 -TgAb____ （参考值：____~____IU/ml）
001		左乙拉西坦____ （参考值：____~____μg/ml）
002		奥卡西平____ （参考值：____~____μg/ml）
003		拉莫三嗪____ （参考值：____~____μg/ml）
004		卡马西平____ （参考值：____~____μg/ml）
005		丙戊酸钠____ （参考值：____~____μg/ml）
006	血药浓度谷浓度检测（记录商品名、药物剂量、频次、服药时间）	托吡酯____ （参考值：____~____μg/ml）
007		唑尼沙胺____ （参考值：____~____μg/ml）
008		吡仑帕奈____ （参考值：____~____μg/ml）
009		拉考沙胺____ （参考值：____~____μg/ml）
010		氯硝西泮____ （参考值：____~____μg/ml）
011		苯巴比妥____ （参考值：____~____μg/ml）
012		苯妥英钠____ （参考值：____~____μg/ml）
001	炎症指标	C 反应蛋白____mg/L （参考值____~____mg/L）

续表

值	实验室检查	值含义
002		红细胞沉降率____mm/h（参考值____～____mm/h）
003		降钙素____pg/ml（参考值____～____mm/h）
004		IL-6____ng/L（参考值____～____ng/L）
005		IL-2____U/ml（参考值____～____U/ml）
006		IL-10____μg/L（参考值____～____μg/L）
000	毒物分析	如氰化物、乙醇、甲醇、苯酚、砷、汞、铅、钡等
001	脑脊液压力	正常：80～180mmH$_2$O
002		异常：____mmH$_2$O（超出上述范围）
001		外观：
011		颜色____（参考值：无色）
012		透明度____（参考值：透明）
013	脑脊液常规	凝块____（参考值：无）
002		镜检：
021		有核细胞____×10^6/L [参考值：（0～10）×10^6/L]
022		红细胞____（参考值：无）

☆ ☆ ☆ ☆

续表

值	实验室检查	值含义
023		脓细胞____（参考值：无）
024		非皱缩红细胞____%
025		皱缩红细胞____%
003		有核细胞分类：
031		单个核细胞____%
032		多个核细胞____%
033		内皮细胞____%
001	脑脊液生化	微量蛋白____g/L（参考值：____～____g/L）
002		葡萄糖____mmol/L（参考值：____～____mmol/L）
003		氯____mmol/L（参考值：____～____mmol/L）
001	脑脊液培养＋药敏	细菌培养（包括结核分枝杆菌）
002		真菌培养
001	脑脊液脱落细胞	镜检
002		流式细胞仪
003		实时荧光定量 PCR（QPCR）

续表

值	实验室检查	值含义
000	脑脊液特殊病原体	二代测序（NGS 基因检测）
001		葡萄糖____mmol/L（参考值：____~____mmol/L）
002		钠____mmol/L（参考值：____~____mmol/L）
003		钾____mmol/L（参考值：____~____mmol/L）
004	同步血生化	氯____mmol/L（参考值：____~____mmol/L）
005		二氧化碳结合力____mmol/L（参考值：____~____mmol/L）
006		阴离子间隙____mmol/L（参考值：____~____mmol/L）
007		血清 β 羟基丁酸测定____mmol/L（参考值：____~____mmol/L）
000		检测机构：
000		检测方法：转染细胞法
000		采样时间：____年____月____日____时____分
000	自身免疫性脑炎（血清/脑脊液）	上机时间：____年____月____日____时____分
000		报告时间：____年____月____日____时____分
000		抗体名称：____检测结果　　参考区间
001		如：抗 NMDAR 抗体_____阴性

续表

值	实验室检查	值含义
002		抗 AMPA1 抗体_____阴性
003		抗 AMPA2 抗体_____阴性
004		抗 LGI1 抗体_____阴性
005		抗 CASPR2 抗体_____阴性
006		抗 GABA-AR 抗体_____阴性
007		抗 GABA-BR 抗体_____阴性
008		抗 DPPX 抗体_____阴性
009		抗 IgLON5 抗体_____阴性
010		抗 GAD65 抗体_____阴性
011		抗 D2R 抗体_____阴性
012		抗 GlyR 抗体_____阴性
013		抗 VGKC 抗体_____阴性
014		抗 MOG 抗体_____阴性
015		抗 mGluR1 抗体_____阴性
016		抗 mGluR5 抗体_____阴性

续表

值	实验室检查	值含义
017		抗 AQP4 抗体_____阴性
018		抗 GQ1b 抗体_____阴性
019		抗 GFAP 抗体_____阴性
020		抗突触蛋白 -3α 抗体_____阴性
021		抗 AK5 抗体_____阴性
022		抗 IgLON5 抗体_____阴性
023		抗 Hu 抗体_____阴性
024		抗 Yo 抗体_____阴性
025		抗 Ma2 抗体_____阴性
026		抗 CV2 抗体_____阴性
027		抗 KLHL11 抗体_____阴性
000		检测机构：_____
000		检测方法：转染细胞法
000		采样时间：____年____月____日____时____分
000		上机时间：____年____月____日____时____分

值	实验室检查	值含义
001		一代测序
002		二代测序
003	癫痫致病基因检测	多重连接探针扩增（MLPA）
004		基因芯片 / 染色体微阵列分析（CMA）
005		染色体拷贝数变异（CNV）
000	癫痫耐药基因检测	根据患者服药情况及基因突变情况确定检测范围
000	药物相关过敏基因检测	如 HLA-B1502
099	其他检查	描述具体检查项目及指标
	备孕及孕期所需检查项目	**值含义**
001	尿妊娠 HCG	阴性 / 阳性
021	血妊娠	人绒毛膜促性腺激素（hCG）（单位：IU/L） 参考值：非孕期 0 ～ 2.9 孕 1 周内 5 ～ 50 孕 1 ～ 2 周 50 ～ 500 孕 2 ～ 3 周 100 ～ 5000 孕 3 ～ 4 周 500 ～ 10 000

续表

值	实验室检查	值含义
		孕 4 ~ 5 周 10 000 ~ 100 000 孕 6 ~ 8 周 15 000 ~ 200 000 孕 8 ~ 12 周 10 000 ~ 100 000
022		孕酮 P（单位：μg/L） 参考值：黄体期 5.16 ~ 18.56 绝经期 0.00 ~ 0.78 卵泡期 0.31 ~ 1.52 排卵期 0.48 ~ 1.72 妊娠期 9.30 ~ 160.00
011	血型	A 型
012		B 型
013		AB 型
014		O 型
002		Rh 阴性 /Rh 阳性
001	TORCH 病毒	风疹病毒 -IgG____（参考值：阴性）
002		风疹病毒 -IgM____（参考值：阴性）
003		巨细胞病毒 -IgG____（参考值：阴性）

续表

值	实验室检查	值含义
004		巨细胞病毒 -IgM_____（参考值：阴性）
005		单纯疱疹病毒 -IgG_____（参考值：阴性）
006		单纯疱疹病毒 -IgM_____（参考值：阴性）
007		单纯疱疹病毒 2 型 -IgG_____（参考值：阴性）
008		单纯疱疹病毒 2 型 -IgM_____（参考值：阴性）
009		弓形体 -IgG_____（参考值：阴性）
010		弓形体 -IgM_____（参考值：阴性）
001		乙肝表面抗原 HBsAg_____（单位：IU/ml，参考值：≤ 0.05）
002		乙肝表面抗体 HBsAb_____（单位：IU/L，参考值：< 10.00）
003	乙型肝炎病毒五项	乙肝 e 抗原 HBeAg_____（单位：S/CO，参考值< 1.00）
004		乙肝 e 抗体 HBeAb_____（单位：S/CO，参考值：> 1.00）
005		乙肝核心抗体 HBcAb_____（单位：S/CO，参考值< 1.00）
000	人类免疫缺陷病毒抗体	_____（单位：S/CO，参考值：阴性）
000	梅毒螺旋体特异性抗体	_____（单位：S/CO，参考值：阴性）

续表

值	实验室检查	值含义
000	甲苯胺红不加热血清试验（TRUST）	＿＿＿（参考值：阴性）
001	唐氏综合征筛查	甲胎蛋白 AFP＿＿＿（单位：U/ml，参考值范围：0.65～2.5）
002		游离 β-HCG＿＿＿（单位：ng/ml，参考值范围：< 2.5）
003		游离雌三醇 uE3＿＿＿（单位：nmol/L，参考值范围：0.5～2.0）
004		唐氏综合征＿＿＿（风险截断值：1：270）
005		18- 三体综合征＿＿＿（风险截断值：1：350）
006		开放性神经管缺陷（NTD）＿＿＿（风险截断值：AFP=2.5MoM）
001	羊水细胞染色体分析	染色体核型＿＿＿
002		胎儿羊水细胞 G 显带染色体：＿＿＿～＿＿＿条
003		异常 / 未见异常
099	其他检查（此处可添加无创 DNA 检查）	描述具体检查项目及指标（21- 三体高 / 低风险；13- 三体高 / 低风险；18- 三体高 / 低风险）

6.2.12　电生理检查

电生理检查的数据元专用属性描述见表 19。

表 19　电生理检查的数据元专用属性描述

值	脑电图（参照 2023 年中国抗癫痫协会《临床脑电图技术操作指南》）	值含义
001	类型	常规脑电图（勾选）
002		视频脑电图（勾选）
003		立体定向脑电图（勾选）
000	总体印象	检查时间（＿＿年＿＿月＿＿日）
000		检查医院：＿＿＿＿＿
001		记录时长（＿＿小时）
002		结果判读（儿童）：正常／正常范围／界限性脑电图／异常脑电图
003		结果判读（成人）：正常脑电图／界限性脑电图／轻度背景异常／中度背景异常／重度背景异常／阵发性异常
004		未做
000	背景活动	是否可见
001		频率：＿＿＿～＿＿＿□节律＿＿＿□活动

续表

值	脑电图（参照 2023 年中国抗癫痫协会《临床脑电图技术操作指南》）	值含义
002		调节 / 调幅：良好 / 尚可 / 欠佳 / 差
003		波幅：低 / 中 / 高 / 低 - 中 / 中 - 高 / 低 - 高 / 高 - 极高 / 其他
004		对称性：双侧对称 / 左侧优势 / 右侧优势
005		睁眼抑制：完全 / 不完全 / 不抑制
006		插入性慢波：少量 / 中等量
007		幼年后位慢波节律：____量
009		其他
001		合作程度：良好 / 欠佳 / 未做 / 不合作
002		慢波建立：前头部 / 后头部 / 广泛性 / 不明显 / 无
003	过度换气	诱发癫痫样放电
004		诱发癫痫发作
009		其他
000		未做 / 不合作 / 未见相关异常 / 相关改变
001	闪光刺激	睁眼 / 闭眼 / 合眼
002		合作程度：良好 / 欠佳

续表

值	脑电图（参照 2023 年中国抗癫痫协会《临床脑电图技术操作指南》）	值含义
003		闪光频率：1/2/4/6/8/10/12/14/16/18/20/60/50/40/30/25（每个频率刺激持续 10 秒，间隔至少 7 秒）
004		侧别：双侧 / 左侧 / 右侧
005		IPS 诱发癫痫样放电的分级：
051		局限在枕区
052		枕区开始扩散到额区
053		广泛性规则或不规则棘慢复合波、多棘慢波活动，前头部突出
099		其他类型
000		记录到睡眠周期：有 / 无
001		睡眠周期：大致正常 / 不明确 / 消失
000	睡眠周期	监测到睡眠期：Ⅰ 期 / Ⅱ 期 / Ⅲ 期 /REM 期
001		思睡期超同步化慢波：有 / 无
002		顶尖波恒定不对称：左侧衰减 / 右侧衰减
003		睡眠纺锤恒定不对称：左侧衰减 / 右侧衰减
004		病理性（癫痫样）K 综合征：偶见 / 少量 / 多量 / 大量

续表

值	脑电图（参照 2023 年中国抗癫痫协会《临床脑电图技术操作指南》）	值含义
005		额区觉醒节律（FAR）：有 / 无
009		其他
000	背景非特异性异常	以添加形式呈现
000	状态	清醒期 / 困倦期 / 睡眠期 / 觉醒期 / 醒 - 睡各期 / 嗜睡 / 昏迷
000	诱因	瞬目 / 持续闭目 / 直立伸臂试验 / 声音刺激 / 惊吓刺激 / 光诱发 / 过度换气
001	部位（发作间期）	广泛性
002		弥漫性
003		局灶性
004		多灶性
005		广泛性及多灶性
006		脑区性（左侧 / 右侧，具体位置：＿＿）
007		半球性（左侧 / 右侧 / 左右不同步）
008		游走性（左 - 右侧之间 / 前 - 后头部之间）
000	数量	偶见 / 少量 / 多量 / 大量
001	波幅	低波幅

☆ ☆ ☆ ☆

续表

值	脑电图（参照 2023 年中国抗癫痫协会《临床脑电图技术操作指南》）	值含义
002		中波幅
003		高波幅
004		低 - 中波幅
005		中 - 高波幅
006		低 - 高波幅
007		高 - 极高波幅
009		其他
000	波形和频率	____－____Hz 棘波 /____－____Hz 多棘波 /____－____Hz 棘波 /____－____Hz 尖波 /____－____Hz 快波 /____－____Hz 棘慢波 / 尖慢复合波 /____－____Hz 多棘慢波 /____－____Hz 尖慢波 /____－____Hz 慢波 /____－____Hz 慢波复合快波 /____－____Hz 三相波 /____－____Hz 正弦样慢波 /____－____Hz 多形性慢波 /FIRDA/OIRDA/TIRDA/IRDA
000	出现方式	散发 / 阵发 / 节律性阵发 / 连续发放 / 爆发 / 一过性发放 / 间断性发放 / 周期性发放 / 游走性发放 / 接近持续发放 / 其他
000	眼状态相关	失对焦敏感（闭眼增多）/ 合眼敏感（合眼增多）/ 瞬目相关
000	放电指数（ESES）	____%（50 ～ 100 的整数）

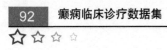

续表

值	脑电图（参照 2023 年中国抗癫痫协会《临床脑电图技术操作指南》）	值含义
000	脑电记录期	无发作 / 有发作（完善下述表单）
001	发作期 EEG 起始模式	广泛性放电
002		弥漫性 EEG 改变
003		一侧性起始放电（左侧 / 右侧）
004		脑区性起始放电（左侧 / 右侧 / 双侧）
005		局灶性起始放电
006		弥散性 / 局灶性电压压低起始
007		theta 节律起始
008		delta 节律起始
009		EEG 起始不确定
000	发作期同步肌电	具体描述
000	发作期同步心电	具体描述
000	发作持续时间	秒 / 分钟 / 小时 / 持续状态
001	发作类型	局灶性发作
002		全面性发作

值	脑电图（参照 2023 年中国抗癫痫协会《临床脑电图技术操作指南》）	值含义
003		起源不明发作
004		不能分类发作
005		癫痫持续状态（发作持续时间超过 5 分钟）
009		具体描述（参考表 4）
000	发作期临床表现	参照癫痫症状学（参考表 4）
000	发作期脑电图	具体描述
001	发作次数	＿＿次
002		＿＿串（痉挛发作）
000	临床下脑电图发作	否 / 是出现，具体描述
000	12 导联心电图	检查日期：＿＿年＿＿月＿＿日
001		正常窦性心律
002		异常：＿＿＿＿＿（具体描述）
000	同步心电检测	检查日期：＿＿年＿＿月＿＿日
001		正常窦性心律
002		异常：＿＿＿＿＿（具体描述）

☆ ☆ ☆ ☆

6.2.13　头部影像学检查

影像学检查的数据元专用属性描述见表20。

表20　影像学检查的数据元专用属性描述

值	影像学	值含义
	检查时间	____年____月____日____时____分（每种影像学检查分别记录）
000	检查医院	官网名称：_____
001	头颅 CT 平扫	正常 / 异常：____（部位及性质）
002	头颅磁共振扫描	场强：如 1.5/3.0T；层厚：如 8/5/3/1mm 等
021	头颅 MRI 普通扫描（轴位、冠状位、矢状位）	结果：未见异常 / 异常：具体描述以下信息 　病灶数____个 　病灶形状：规则 / 不规则____ 　病灶大小：____cm×____cm 　病灶部位：（可多选） 　　□左侧额叶 　　□左侧颞叶 　　□左侧顶叶 　　□左侧枕叶 　　□左侧岛叶 　　□左侧小脑

值	影像学	值含义
		□右侧额叶
		□右侧颞叶
		□右侧顶叶
		□右侧枕叶
		□右侧岛叶
		□右侧小脑
		□左侧半球
		□右侧半球
		性质：（可多选）
		□皮质发育不良
		□灰质异位
		□多微小脑回畸形
		□海马硬化
		□软化灶
		□出血灶
		□瘢痕
		□脑血管畸形
		□脑肿瘤
		□结节性硬化症

续表

值	影像学	值含义
		□脑积水 □白质异常 □钙化灶 □其他：＿＿
022	癫痫 MRI	未查 / 正常 / 异常（具体描述）：＿＿＿＿＿＿
		（参照 HARNESS　MRI 方案） 序列：高分辨率 3D T_1 加权 　　　　高分辨率 3D FLAIR 　　　　高平面分辨率 2D 冠状位 T_2 加权
003	PET-MRI	未查 / 正常 / 异常（具体描述）：＿＿＿＿＿＿
		＿＿＿部位＿＿＿代谢异常
		示踪剂：如脱氧葡萄糖（^{18}F-FDG）/ 其他
004	PET-CT	未查 / 正常 / 异常
		＿＿＿部位＿＿＿代谢异常
		示踪剂：如脱氧葡萄糖（^{18}F-FDG）/ 氟马西尼（^{11}C-FMZ）/ 其他

6.2.14　癫痫病因

癫痫病因的数据元专用属性描述见表 21。

表 21　癫痫病因的数据元专用属性描述

值	病因分类（参照 2017 版 ILAE 标准）	值含义
001	结构性病因	具体病因参考表 22
002	感染性病因	具体病因参考表 23
003	代谢性病因	具体病因参考表 24
004	免疫性病因	具体病因参考表 25
005	遗传性病因	具体病因参考表 26
009	未知病因	

结构性病因的数据元专用属性描述见表 22。

表 22　结构性病因的数据元专用属性描述

值	结构性病因	值含义（代表性疾病）
001	脑血管病	脑梗死 / 急性缺血性脑卒中
002		颅内静脉系统血栓形成 / 皮质静脉性梗死

续表

值	结构性病因	值含义（代表性疾病）
003		蛛网膜下腔出血
004		脑出血
005		颅内动脉瘤
006		斯德奇 - 韦伯综合征 / 脑面血管瘤病
007		脑动静脉畸形
008		脑底异常血管网症 / 烟雾病
009		其他脑血管病
001		慢性癫痫相关性肿瘤（发作时间＞2 年）：包括来源于胶质细胞和胶质神经元的肿瘤（参考 Japp A，et al. Epilepsia，54 Suppl 9：5-11.）
011	颅内肿瘤	来源于胶质细胞：
111		血管中心型胶质瘤
112		毛细胞型星形细胞瘤
113		弥漫性星形细胞瘤和其他胶质瘤
012		来源于胶质神经元：
121		胚胎发育不良性神经上皮肿瘤（DNT）

续表

值	结构性病因	值含义（代表性疾病）
122		节细胞胶质瘤和节细胞瘤
002		其他常见颅内肿瘤（参考《Wyllie 癫痫治疗学原理与实践》第 27 章脑肿瘤与癫痫表 27-3）：
021		多形性黄色星形细胞瘤
022		同构星形细胞瘤变
023		室管膜下巨细胞型星形细胞瘤
024		蛛网膜囊肿、皮样囊肿或表皮样囊肿
025		脑膜瘤
026		高分化神经上皮肿瘤（无其他特指）
099		其他发生率的肿瘤（1%）
001		轻度脑外伤：如脑震荡
002	颅脑外伤	中度脑外伤：如脑挫裂伤 / 颅内血肿 / 蛛网膜下腔出血 / 颅骨骨折
003		重度脑外伤：如脑外伤昏迷 / 蛛网膜下腔出血 / 颅骨骨折
001	脑畸形或发育异常	局灶性皮质发育不良（FCD）
002		灰质异位症

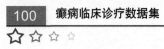

续表

值	结构性病因	值含义（代表性疾病）
003		多小脑回畸形
004		无脑回畸形
005		巨脑回畸形
006		先天性小头畸形
007		脑裂畸形
008		下丘脑错构瘤
009		其他脑发育异常
001		海马硬化
002	其他结构性病因	结节性硬化症
003		脑穿通畸形
099		其他

感染性病因的数据元专用属性描述见表 23。

表 23　感染性病因的数据元专用属性描述

值	感染性病因	值含义（致病微生物）
001	病毒性感染	单纯疱疹病毒（HSV）
002		巨细胞病毒
003		人疱疹病毒（HHV）-6 型
004		人疱疹病毒（HHV）-7 型
005		乙脑病毒
006		人类免疫缺陷病毒（HIV）
007		先天性寨卡病毒
008		东方马脑炎病毒（EEEV）
009		其他病毒
001	细菌性感染	流感嗜血杆菌
002		脑膜炎双球菌
003		肺炎链球菌
004		金黄色葡萄球菌
005		乙型溶血性链球菌

续表

值	感染性病因	值含义（致病微生物）
006		结核分枝杆菌
009		其他细菌
001		念珠菌
002		隐球菌
003	真菌性感染	芽孢杆菌
004		组织胞浆菌
005		曲霉菌
009		其他真菌

代谢性病因的数据元专用属性描述见表 24。

表 24　代谢性病因的数据元专用属性描述

值	代谢性病因	值含义（代表性疾病）
001	糖代谢异常	糖原贮积病
002		半乳糖血症
001	氨基酸代谢病	高苯丙氨酸血症 / 苯丙酮尿症

值	代谢性病因	值含义（代表性疾病）
002		四氢生物蝶呤缺乏症
003		同型半胱氨酸血症
004		枫糖尿症
005		酪氨酸血症 I 型
006		高脯氨酸血症
007		丝氨酸缺失综合征
001		甲基丙二酸血症
002		丙酸血症
003		异戊酸血症
004	有机酸代谢病	戊二酸尿症 I 型
005		线粒体 DNA 耗竭综合征
006		谷胱甘肽合成酶缺乏症
007		海绵状脑白质营养不良（Canavan 病）
001		肾上腺脑白质营养不良
002	过氧化物酶体病	Zellweger 综合征
003		植烷酸贮积症

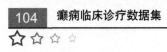

续表

值	代谢性病因	值含义（代表性疾病）
001	溶酶体贮积病	神经元蜡样脂褐质贮积病
002		神经节苷脂贮积症
003		异染性脑白质营养不良
004		球形脑白质营养不良
005		亚历山大病
006		尼曼 - 皮克病
007		戈谢病
001	线粒体脑肌病	Alpers 病
002		线粒体脑病伴乳酸酸中毒和卒中样发作（MELAS）综合征
003		肌阵挛性癫痫伴破碎红纤维（MERRF）综合征
001	其他代谢性病因	高胰岛素血症 - 高氨血症综合征
002		家族性高脂蛋白血症
003		葡萄糖转运蛋白 1（GLUT1）缺乏综合征
004		肝豆状核变性
005		卟啉病
006		肌酸缺乏症 [胍基乙酸甲基转移酶（GAMT）缺乏症]

值	代谢性病因	值含义（代表性疾病）
007		吡哆醇依赖症
008		磷酸吡哆醇（胺）氧化酶（PNPO）缺乏症
009		生物素酶缺乏症
010		全羧化酶合成酶缺乏症
011		卷发综合征（Menkes 病）
012		脑叶酸缺乏症
013		脂肪酸 β 氧化障碍
014		先天性糖基化病（CDG）
015		尿毒症脑病

免疫性病因的数据元专用属性描述见表 25。

表 25　免疫性病因的数据元专用属性描述

值	免疫性病因	值含义（代表性疾病）
001	自身免疫性脑炎	抗 N- 甲基 -D- 天冬氨酸受体（NMDAR）脑炎
002		抗 γ- 氨基丁酸 A 型受体（GABA-AR）抗体相关脑炎

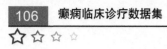

续表

值	免疫性病因	值含义（代表性疾病）
003		抗 γ- 氨基丁酸 B 型受体（GABA-BR）抗体相关脑炎
004		抗多巴胺 -D₂ 受体（D2R）抗体相关脑炎
005		抗甘氨酸受体（GlyR）抗体相关脑炎
006		抗 α- 氨基 -3- 羟基 -5- 甲基 -4- 异噁唑丙酸受体（AMPAR）抗体相关脑炎
007		电压门控钾通道（VGKC）复合体脑炎
008		抗富亮氨酸胶质瘤灭活蛋白 1（LGI1）抗体相关脑炎
009		抗接触蛋白相关蛋白（CASPR2）抗体相关脑炎
010		髓鞘少突胶质细胞糖蛋白（MOG）抗体相关性脱髓鞘
011		抗二肽基肽酶样蛋白（DDPX）抗体相关脑炎
012		抗代谢型谷氨酸受体 1（mGluR1）抗体相关脑炎
013		抗代谢型谷氨酸受体 5（mGluR5）抗体相关脑炎
014		抗突触蛋白 -3α 抗体相关脑炎
015		抗水通道蛋白 4（AQP4）抗体相关脑炎
016		抗 GQ1b 抗体相关脑炎
017		抗神经胶质纤维酸性蛋白（GFAP）抗体相关脑炎
018		抗谷氨酸脱羧酶 65（GAD65）抗体相关脑炎

☆ ☆ ☆ ☆

续表

值	免疫性病因	值含义（代表性疾病）
019		抗两性蛋白抗体相关脑炎
020		抗腺苷酸激酶 5（AK5）抗体相关脑炎
021		抗 IgLON5 抗体相关脑病
022		抗 Hu 抗体相关脑炎
023		抗 Yo 抗体相关脑炎
024		抗 Ma2 抗体相关脑炎
025		抗 CV2 抗体相关脑炎
026		抗 Kelch 样蛋白 11（KLHL11）抗体相关脑炎
001	自身免疫病	狼疮脑病
002		干燥综合征
003		白塞病
001	内分泌系统	糖尿病
002		桥本脑病
001	消化系统	炎性肠病：如克罗恩病／溃疡性结肠炎
002		乳糜泻：如麸质神经毒性、吡哆辛或叶酸缺乏

续表

值	免疫性病因	值含义（代表性疾病）
001		抗心磷脂抗体综合征
002	其他	韦格纳肉芽肿累及中枢神经系统
003		神经结节病

遗传性病因的数据元专用属性描述见表 26。

表 26　遗传性病因的数据元专用属性描述

值	遗传性病因	值含义（突变基因举例，部分参考 ILAE 2022 版）
001	早发性婴儿发育性癫痫性脑病	*SCN1A/PCDH19/GRIN2B/KCNQ2/STXBP1/SCN8A*
002	良性家族性新生儿癫痫	*KCNQ2/KCNQ3/KCNQZ*
003	良性家族性婴儿癫痫	*PRRT2/SCN2A/KCNQ2*
004	全面性癫痫伴热性惊厥附加症	*SCN1A/SCN1B/SCN2A/GABRG2/GABRD*
005	特发性全面性癫痫	*CACNA1H/GABRB3*
006	进行性肌阵挛癫痫	*KCNC1/SEMA6B/KCTD7/KCNA2*
007	儿童失神癫痫	*CACNA1H/CACNA1A/CACNB4/CACNG3/GABRA1/GABRA6/GABRB3/ GABRG2/CLCN2/NIPA2/KCNJ10/SLC2A1/NOTCH1*

续表

值	遗传性病因	值含义（突变基因举例，部分参考 ILAE 2022 版）
008	青少年肌阵挛癫痫	*GABRA1/CLCN2/EFHC1/CACNB4/GABRD/CASR/BRD2*
009	家族性成人肌阵挛性癫痫	*CSMD3*
010	家族性颞叶癫痫	*LGI1*
011	夜间额叶癫痫	*CHRNA4/CHRNB2/CHRNA2/KCNT1/DEPDC5/CRH/CABP4*
012	结节性硬化症	*TSC1/TSC2*
013	神经纤维瘤	*NF1/NF2*
014	神经元蜡样脂褐质贮积病	*KCTD7*
015	Rett 综合征	*MECP2/CDKL5/FOXG1*
016	无脑回畸形	*PAFAH1B1/DCX/ARX/TUBA1A*
017	非酮性高甘氨酸血症	*AMT/GLDC/GCSH*
018	Aicardi-Goutières 综合征	*TREX1/RNASEH2B/RNASEH2C/RNASEH2A/SAMHD1/ADAR1/IFIH1*
019	琥珀酸半醛脱氢酶缺陷症	*ALDH5A1*
020	利氏综合征	如 *NDUFV1/MT-ATP6/MT-ND4*
021	戈谢病	已发现 400 多种突变类型，如 *L444P*
022	Lafora 病	*EMP2A/EMP2B*（*NHLRC1*）

续表

值	遗传性病因	值含义（突变基因举例，部分参考 ILAE 2022 版）
023	高磷酸酯酶伴智力低下综合征（HPMRS）/Mabry 综合征	*PIGV/PIGO/PIGN/PIGA/PGAP2/PIGT*
099	其他遗传性癫痫	具体描述

6.2.15 抗癫痫发作药物治疗

抗癫痫发作药物治疗的数据元专用属性描述见表 27。

表 27 抗癫痫发作药物治疗的数据元专用属性描述

值	抗癫痫发作药物治疗	值含义
000	开始服用抗癫痫发作药物的年龄	＿＿＿岁，＿＿＿年＿＿＿月＿＿＿日
001	服用抗癫痫发作药物种类（西药，按药物添加先后顺序依次勾选及记录启用年限，可多选）	第一代抗癫痫发作药物（ASMs）： □卡马西平片 □氯硝西泮 □乙琥胺 □苯巴比妥
011		
012		
013		
014		
015		

值	抗癫痫发作药物治疗	值含义
016		□苯妥英
017		□扑米酮
018		□丙戊酸
002		第二代抗癫痫发作药物（ASMs）：
021		□氯巴占
022		□非尔氨酯
023		□加巴喷丁
024		□拉莫三嗪
025		□左乙拉西坦
026		□奥卡西平
027		□普瑞巴林
028		□替加宾
029		□托吡酯
210		□氨己烯酸
211		□唑尼沙胺

续表

值	抗癫痫发作药物治疗	值含义
003		第三代抗癫痫发作药物（ASMs）：
031		□布瓦西坦
032		□大麻二酚
033		□艾司利卡西平
034		□依佐加滨
035		□瑞替加滨
036		□拉考沙胺
037		□吡仑帕奈
004		其他：
041		□磷苯妥英
042		□硫噻嗪
043		□复方苯巴比妥溴化钠
005		□中药（按证型列代表方加减）
051	传统药物	阳痫代表方：黄连解毒汤合定痫丸加减
052		阴痫代表方：五生饮合二陈汤加减

值	抗癫痫发作药物治疗	值含义
053		痰气郁滞代表方：柴贝止痫汤加减
054		脾虚痰湿代表方：六君子汤加减
055		肝肾阴虚代表方：大补元煎加减
056		瘀阻脑络代表方：通窍活血汤加减
099		其他中药方
006		□民族药（藏药／蒙医／壮医／回医／苗医等）
009		□其他制剂_____（需丰富）
001	药品厂家	国内厂家：_____（商品名）
002		国外厂家：_____（商品名）
000	首次服药距癫痫首次发作时间	____年
001		抗癫痫发作药物1（勾选）：早____中____晚____mg
002		抗癫痫发作药物2（勾选）：早____中____晚____mg
003	每种现用抗癫痫发作药物给药频次	抗癫痫发作药物3（勾选）：早____中____晚____mg
004		抗癫痫发作药物4（勾选）：早____中____晚____mg
005		抗癫痫发作药物5（勾选）：早____中____晚____mg

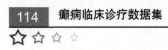

续表

值	抗癫痫发作药物治疗	值含义
006		抗癫痫发作药物 6（勾选）：早____中____晚____mg
000	每种现用抗癫痫发作药物日总剂量	____mg/d
001		是 / 否漏服药：漏服频率：____次 / 周
002		饭前服药，距离吃饭____小时
003		饭后服药，吃完饭____小时
004	服药习惯	随餐服用： 干吞 温水送服 汤品送服 牛奶送服 果汁送服 茶水送服
009		其他：____
001		□完全控制
002	药物调整原因（可多选）	□控制不佳
003		□副作用
004		□缺药

☆ ☆ ☆ ☆

值	抗癫痫发作药物治疗	值含义
005		□合并用药
009		□其他疾病
001		抗癫痫发作药物 1（勾选）：最大剂量：____mg/d，服用时长：____年，停用原因：_____
002		抗癫痫发作药物 2（勾选）：最大剂量：____mg/d，服用时长：____年，停用原因：_____
003	每种曾用抗癫痫发作药物	抗癫痫发作药物 3（勾选）：最大剂量：____mg/d，服用时长：____年，停用原因：_____
004		抗癫痫发作药物 4（勾选）：最大剂量：____mg/d，服用时长：____年，停用原因：_____
005		抗癫痫发作药物 5（勾选）：最大剂量：____mg/d，服用时长：____年，停用原因：_____
006		抗癫痫发作药物 6（勾选）：最大剂量：____mg/d，服用时长：____年，停用原因：_____

（WS/T 778—2021 药品采购使用管理分类代码与标识码）

续表

合并药物

		开始时间
	叶酸	持续时间
		服用剂量
		用药频率

（WS/T 778—2021 药品采购使用管理分类代码与标识码）

6.2.16 不良反应

可能出现的不良反应数据元专用属性描述见表28。

表 28 可能出现的不良反应数据元专用属性描述

值	副作用（可多选）	值含义
001		很常见：$\geqslant 1/10$（10%）
002	按累积药物警戒术语	常见：$\geqslant 1/100$ 至 $< 1/10$（$\geqslant 1\%$ 及 $< 10\%$）
003	（CIOMS）Ⅲ分类	少见：$\geqslant 1/1000$ 至 $< 1/100$（$\geqslant 0.1\%$ 及 $< 1\%$）
009		未知：根据现有数据无法估计
000	全身反应	疲劳 / 困倦 / 无力 / 血管神经性水肿 / 多器官过敏 / 发热

续表

值	副作用（可多选）	值含义
000	体重	减轻 / 增加
001	神经系统	头晕 / 眩晕 / 头痛 / 复视 / 嗜睡 / 失眠 / 记忆力下降 / 健忘 / 注意力不集中 / 定向力障碍 / 共济失调 / 行走不稳 / 言语不清 / 震颤 / 脑病 / 感觉异常 / 帕金森症 / 静坐不能 / 乏力 / 语言不清
002	精神 - 行为异常	情绪障碍（如焦虑 / 抑郁等）/ 异常兴奋 / 不安 / 烦躁 / 易激惹 / 激越 / 幻觉 / 自杀倾向 / 攻击性行为 / 一过性神经质
003	眼	视物模糊 / 复视
004	耳鼻喉	听力下降 / 可逆性听力损坏 / 鼻咽炎 / 咽痛
005	口腔	牙龈增生
006	消化系统	恶心 / 呕吐 / 食欲减退 / 腹痛 / 便秘 - 腹泻 / 胃肠道痉挛 / 肝功能受损 / 胰腺炎 / 急性肝坏死 / 致命性肝毒性 / 过敏性肝炎
007	呼吸系统	过敏性肺炎 / 呼吸衰竭
008	循环系统	心律失常 / 低血压 / 高血压 / 心力衰竭
009	皮肤系统	痤疮 / 脱发 / 皮疹 / 瘙痒 / 瘀斑 / 剥脱性皮炎 / 荨麻疹 /Stevens-Johnson 综合征 / 系统性红斑狼疮
010	血液系统	贫血 / 血小板减少 / 紫癜 / 出血时间延长 / 中性粒细胞减少 / 叶酸缺乏 / 骨髓抑制 / 骨髓衰竭 / 血栓栓塞

☆☆☆☆

值	副作用（可多选）	值含义
011	泌尿系统	排尿障碍 / 肾结石
012	骨骼肌肉系统	肌张力降低
013	内分泌系统	抗利尿激素不适当分泌综合征（SIADH）/ 胰岛素分泌
014	营养代谢	低钠血症
015	生殖系统	后代畸形（神经管畸形 / 心脏畸形 / 唇腭裂 / 脊柱裂 / 畸形足 / 下尿道裂 / 畸胎 / 低体重儿 / 认知障碍）/ 月经周期改变 / 多囊卵巢综合征 / 男性不育
099	其他	具体描述

6.2.17　手术治疗

手术及操作的数据元专用属性描述见表 29。

表 29　手术及操作的数据元专用属性描述

值	癫痫手术	值含义
001		切除性手术：包括脑区或病灶及周围皮质切除 / 脑叶切除 / 半球切除
011	根治性手术	脑区或病灶及周围皮质切除：
111		致痫皮质切除术

值	癫痫手术	值含义
112		病灶及致痫皮质切除术
113		语言功能区致痫皮质切除术
114		语言功能区病灶及致痫皮质切除术
115		视觉功能区致痫皮质切除术
116		视觉功能区病灶及致痫皮质切除术
117		运动区（包括初级运动区及运动前区）致痫皮质切除术
118		运动区（包括初级运动区及运动前区）病灶及致痫皮质切除术
119		岛盖 - 岛叶致痫皮质切除术
110		选择性杏仁 - 海马切除术
111		下丘脑错构瘤切除术
012		脑叶切除：
121		前颞叶切除术
122		额叶切除术
123		顶叶切除术
124		枕叶切除术
125		多脑叶切除术

续表

值	癫痫手术	值含义
013		半球切除：
131		保留中央区的多脑叶切除术 / 保留运动区次半球切除术
132		大脑半球切除术 / 功能性大脑半球切除术
002		离断性手术：
021		脑叶离断术：经侧脑室额叶离断术 / 脑室外额叶离断术
022		多脑叶离断术：颞顶枕叶离断术 / 顶枕叶离断术 / 颞枕叶离断术 / 颞叶离断术
023		半球离断术：保留中央区次半球离断术 / 多脑叶离断功能性大脑半球切除术
003		立体定向毁损术：
031		γ 刀治疗
032		立体定向射频热凝毁损术（RFTC）：功能区致痫灶立体定向毁损术 / 非功能区致痫灶立体定向毁损术 / 下丘脑错构瘤立体定向毁损术
033		立体定向脑电图引导射频热凝毁损（SEEG RF-TC）
034		激光间质热疗（LITT）
001		胼胝体切开术（切开程度，如 1/3、4/5 等）
002	姑息性手术	多处软脑膜下横纤维切断术（MTS）
003		多处软脑膜下热凝

值	癫痫手术	值含义
004		脑皮质横纤维低功率双极电凝热灼术
001	神经调控手术	迷走神经刺激术（VNS）；调控参数：＿＿＿
002		脑深部电刺激术（DBS）：靶点（丘脑前核、海马、丘脑底核等）；调控参数：＿＿＿
003		反应性神经刺激术（RNS）；调控参数：＿＿＿
000	其他癫痫相关手术	具体描述
000	手术时间	＿＿＿年＿＿＿月＿＿＿日
000	手术次数	共＿＿＿次
000	术后病理	根据病因具体描述：＿＿＿

6.2.18 其他治疗方式

其他治疗方式的数据元专用属性描述见表30。

表 30 其他治疗方式的数据元专用属性描述

值	其他治疗	值含义（产品成分）
001	生酮饮食	脂肪与非脂肪比例为 2 ∶ 1 ～ 4 ∶ 1
002	改良阿特金斯饮食	碳水化合物 10 ～ 20g/d

续表

值	其他治疗	值含义（产品成分）
003	中链甘油三酯饮食	癸酸
004	低血糖指数饮食	血糖指数 < 55
005	益生菌	双歧杆菌 / 乳杆菌 / 酵母菌 / 益生芽孢菌 / 丁酸梭菌 / 放线菌 / 脆弱拟杆菌
006	益生元	复合膳食纤维
007	音乐疗法	古典乐，如 Mozart K. 448（莫扎特 D 大调双钢琴奏鸣曲）
008	中医非药物治疗	针灸 / 外治法（如埋线、耳穴、烫熨、溻渍等）/ 八段锦 / 易筋经 / 洗髓经等

6.2.19 疗效评价

疗效评价的数据元专用属性描述见表 31。

表 31　疗效评价的数据元专用属性描述

值	疗效评价	值含义
001		Engel Ⅰ 级 无致残性癫痫发作（完全不发 / 癫痫控制率 ≥ 90%）
011	术后疗效评估方法 1（Engel 分级，癫痫发作频率较基线下降百分比）	A：术后完全不发
012		B：仅在手术后发生非致残性单纯部分性癫痫
013		C：术后有一些致残性癫痫发作，但至少 2 年内没有致残性癫痫发作

值	疗效评价	值含义
014		D：仅在停用 AED 时出现全身抽搐
002		Engel Ⅱ级 罕见致残性癫痫发作（几乎无癫痫发作）
021		A：最初没有致残性癫痫发作，但现在很少发作
022		B：手术后罕见的致残性癫痫发作
023		C：自手术以来，非罕见的致残性癫痫发作，但在过去两年中很少发作
024		D：仅夜间发作
003		Engel Ⅲ级 重要改善（50% ＜癫痫控制率＜ 75%）
031		A：癫痫发作明显减少
032		B：持续无癫痫发作间隔时间超过随访期的一半，但不少于 2 年
004		Engel Ⅳ级 无重要改善（癫痫控制率＜ 50%）
041		A：明显发作减少
042		B：无变化
043		C：发作频率增加
001	术后疗效评估方法 2（ILAE 2008 新分级）	1. 完全无癫痫发作 / 无先兆
002		2. 仅有先兆 / 无癫痫发作
003		3. 每年 1 ～ 3 个癫痫发作日

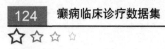

续表

值	疗效评价	值含义
004		4. 每年 4 个癫痫发作日或较基线下降 50%，伴或不伴先兆
005		5. 癫痫发作日较基线时减少 50% 或增加不足 100%，伴或不伴先兆
006		6. 癫痫发作日较基线时超过 100%，伴或不伴先兆
001	使用药物治疗后随访（总体癫痫发作频率较基线下降百分比）	无发作
002		> 50%
003		< 50%
004		无变化
005		增加
001	全面强直阵挛发作（FBTCS）	无发作
002		> 50%
003		< 50%
004		无变化
005		增加
000	逐年发作频率（时间轴）	＿＿次 / 年
000	无癫痫发作	＿＿年

6.2.20 随访信息

随访信息的数据元专用属性描述见表32。

表32 随访信息的数据元专用属性描述

值	随访信息	值含义
001	随访方式	现场随访
002		电话随访
003		视频随访
004		微信随访
001	随访时间表	基线期：采集表3至表25中的内容
002		服药剂量稳定后定期复查：癫痫发作及药物情况／合并疾病及合并用药／测血压／血常规／肝肾功能／尿常规／血液或唾液药物浓度检查（必要时）／常规脑电图／视频脑电图（必要时）
003		癫痫未控制：根据发作频率确定随访间隔
004		癫痫完全控制（ILAE 2008 新分级为 1 级）：随访间隔 1 月 /3 月 / 半年 /1 年 /1.5 年 /2 年

服药后癫痫未控制的随访数据元专用属性描述见表33。

表33　服药后癫痫未控制的随访数据元专用属性描述

值	癫痫未控制的随访	值含义
001	癫痫发作及治疗情况	癫痫总体控制趋势
002		最近半年癫痫发作频率：____次/月
003		癫痫发作类型（是否与基线时一致，若不一致则详细描述癫痫发作过程）
004		抗癫痫药物种类及用法/其他治疗
001	合并症	无
002		有合并疾病（具体描述），但无合并用药
003		有合并疾病及合并用药（具体描述）
001	体格检查	身高：____cm
002		体重：____kg
003		血压：____/____mg
004		采集表13至表17中的内容
001	实验室检查	血常规（参见表18）
002		血生化（参见表18）
003		尿常规（参见表18）
004		血药浓度（药物种类参见表18）
005		唾液药物浓度（药物种类参见表18）

值	癫痫未控制的随访	值含义
001		12 导联心电图
002	电生理检查	常规脑电图（参见表 19）
003		视频脑电图（必要时，需记录监测时长，参见表 19）
000	头颅影像学	根据病情需要复查头颅 MRI 或完善头颅 PET-MRI 检查（参见表 20）
001		生存
002	生存情况	死亡日期：____年____月____日
003		死亡原因：_____（具体描述）

癫痫完全控制的随访数据元专用属性描述见表 34。

表 34　癫痫完全控制的随访数据元专用属性描述

值	癫痫完全控制的随访	值含义
001		最后一次发作时间：____年____月____日
002	癫痫控制情况	抗癫痫药物种类及用法
003		目前抗癫痫药物是否减量
004		抗癫痫药物减药频率

续表

值	癫痫完全控制的随访	值含义
005		是否停用抗癫痫药物
001	合并症	无
002		有合并疾病（具体描述），但无合并用药
003		有合并疾病及合并用药（具体描述）
001	体格检查	身高：____cm
002		体重：____kg
003		血压：____/____mg
004		采集表13至表17中的内容
001	实验室检查	血常规（参见表18）
002		血生化（参见表18）
003		尿常规（参见表18）
004		血药浓度（药物种类参见表18）
005		唾液药物浓度（药物种类参见表18）
001	电生理检查	12导联心电图
002		常规脑电图（参见表19）

值	癫痫完全控制的随访	值含义
003		视频脑电图（每年记录一次，需记录监测时长，参见表19）
001	停用抗癫痫药物后的随访	若癫痫复发，随访时间表及项目同上
002		若癫痫无复发，则每年随访一次或根据患者意愿随访

（WS 377.8—2020 妇女保健基本数据集 第8部分：孕前优生健康检查）

6.2.21 卫生费用

在癫痫治疗过程中产生的卫生费用数据元专用属性描述见表35。

表35 在癫痫治疗过程中产生的卫生费用数据元专用属性描述

值	卫生费用	值含义
	家庭年人均收入	____元（人民币）
	每月用于癫痫医疗费用支出	____元（人民币）
	每月护理费用	____元（人民币）
	诊断类总费用	实验室诊断费：____元（人民币）
		影像学诊断费：____元（人民币）

续表

值	卫生费用	值含义
		病理诊断费：____元（人民币）
		临床诊断费：____元（人民币）
	治疗类总费用	西药治疗费：____元（人民币）
		中药治疗费：____元（人民币）
		中医类技术治疗费：____元（人民币）
		手术治疗费：____元（人民币）
	门诊总费用	门诊费用：____元（人民币）
		门诊报销比例：____%
	住院总费用	住院花费：____元（人民币）
		住院报销比例：____%

6.2.22　临床研究

癫痫相关临床研究数据元专用属性描述见表36。

表 36 癫痫相关临床研究数据元专用属性描述

值	临床研究	值含义
	正在参与临床研究	标识受试者是否正在参与临床研究
	临床研究种类	根据研究是否已注册为目的划分的临床研究类型
	IIT 研究	以人个体或群体(包括医疗健康信息)为研究对象,非以药品医疗器械注册为目的的,研究疾病的诊断、治疗、康复、预后、病因、预防及健康维护等活动
	GCP 研究	药物临床试验管理规范,是以药品医疗器械注册为目的的一套临床临床研究,包括设计、实施、监查终止、稽查、报告和记录的标准
	临床研究试验类型	根据研究目的不同进行的类型划分
	项目名称	临床研究项目名称的完整描述
	研究单位	实行临床研究的单位的完整名称
	项目负责人	负责研究方案确立,统筹项目实施开展,对项目整体负责
	项目执行人	负责项目实施开展过程中的医疗诊断、知情同意、治疗及随访
	临床研究护士	负责项目过程中患者的样本采集与处理、研究药物或研究器械的保管、分发与回收
	临床研究协调员	负责受试者的信息管理、随访记录项目过程中产生的文件、信息,协调项目过程中的多方信息
	临床研究监查员	负责项目过程的规范性

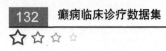

续表

值	临床研究	值含义
	数据监察委员会	负责项目数据的真实性
	临床研究阶段	记录受试者在临床研究中所处的阶段
	知情同意	标识是否获得受试者知情者同意
	入组日期	受试者入组的公元纪年日期
	入组标准	临床研究受试者的入组标准
	随机分配	使用随机过程使实验对象分配到实验组
	出组日期	受试者出组的公元纪年日期
	出组原因	对受试者出组原因的简要描述
	临床研究破盲	记录临床研究是否破盲
	临床研究完成日期	临床研究完成的公元纪年日期
	临床研究治疗数据	受试者是否有治疗的数据可得
	研究治疗开始日期	记录研究治疗开始的公元纪年日期
	研究治疗结束日期	记录研究治疗结束的公元纪年日期
	筛选号	为该中心的受试者筛选序号,以获得已签署知情同意书时间先后顺序排列
	随机号	筛选成功的受试者由入组先后顺序从小到大排列,随机号同研究药物／器械编号

值	临床研究	值含义
	筛选入组表	记录签署知情同意书后给出筛选编号的患者
	鉴认代码表	记录筛选入组患者的基本信息源码表
	治疗期内受试者被执行／服用的药物剂量单位	记录每个治疗期的剂量单位
	研究治疗的药物剂型	记录研究治疗的药物剂型
	研究治疗的药物服用的频率	记录规定日期内执行的治疗频率
	研究药物质检报告	研究药物质量第三方检测报告及自检报告
	研究药物备案批号	研究药物生产批号并在相关部门备案文件
	研究药物到中心证明	研究药物运送到中心的物流单
	研究药物到中心入库记录	中心接收研究药物入库的登记表单
	研究药物储存环境温湿度记录	研究药物在中心存储环境的温湿度记录单
	药物分发和回收记录	是否对药物分发和回收进行了记录
	被分发或研究的药物名称	记录被分发／回收的研究药物的名称
	药物被分发日期	记录药物被分发的公元纪年日期
	药物被回收日期	记录药物被回收的公元纪年日期
	药物被分发的实际数量	记录分发的药物实际数量

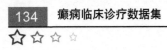

续表

值	临床研究	值含义
	药物被回收的实际数量	记录临床研究回收的药物实际数量
	研究器械质检报告	研究器械在第三方和自检的质量报告
	研究器械备案编号	研究器械在相关机构备案的编号
	研究器械到研究中心接收证明	研究中心接收研究器械入库
	研究器械到研究中心入库记录	研究器械到研究中心后入库的记录
	研究器械保存条件温湿度记录	研究器械保管在研究中心的温湿度记录
	研究器械被使用日期	研究器械使用的公元纪年日期
	研究器械被回收日期	研究器械被回收的公元纪年日期
	人类遗传资源备案表	涉及人类遗传资源的信息与符合人类遗传资源要求规定的样本需要有人类遗传资源备案审批单
	样本采集地点	采集生物样本时受试者所在的位置
	采集对象	采集到生物样本的受试者
	采集阶段	样本采集时受试者处于研究中的阶段
	采集类型	从受试者不同部位采集的生物样本类型
	采集部位	采集器官的起源或部位

值	临床研究	值含义
	采集量	采集到生物样本的容量 / 体积
	采集人员	负责从受试者采集生物样本的人员
	样本采集日期	从受试者采集生物样本的公元纪年日期
	采集编码	对采集自受试者的原始样本进行编码以便识别
	采集后转运信息	样本离体后至再次进行、处理前转运的时间、温度、状态等信息
	生物样本	是否留取生物样本
	生物样本编码	按照某一特定编码规则赋予样本的顺序号，样本应有唯一的号码或 ID，但不能透露受试者的信息
	样本处理日期	生物样本进行处理（如血液分装、组织包埋切片等）的公元纪年日期
	样本处理要求	样本采集后的处理所需条件与标准要求
	处理地点	进行生物样本处理操作的位置地点
	分装信息	为更合理储存，某些样本需提取不同的成分，分装于不同的容器内进行保藏，需要明确登记分装信息
	样本成分	样本进行分装并储存到单个容器，分装后的样本成为独立的样本个体，每个容器包含的主要样本类型
	分装量	分装至容器中的容量 / 体积 / 份数

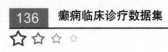

续表

值	临床研究	值含义
	分装编码	按照某一特定编码规则赋予分装后的样本的顺序后，每一份样本应有唯一的号码或 ID，但不能透露受试者的信息
	样本处理人员	对生物样本进行处理操作的人员
	处理环境条件	处理生物样本所需要的环境条件，如是否需要无菌等
	处理后转运信息	样本处理后至放入容器存储前转运的环境条件以及相关信息
	样本存储日期	将生物样本放入存储容器的公元纪年日期
	样本存储地点	存储生物样本的容器所放置的位置地点
	存储位置	生物样本在储存容器中具体的位置，如房间号—冰箱号—冰冻架号—冻存盒号—行号和列号
	样本储存人员	完成样本存储操作的人员
	存储环境条件	根据不同生物样本选择存储条件的环境条件，如组织样本存储于 $-196℃$ 液氮中有利于保证其质量
	样本所属研究者	样本的收集和利用可以由单一研究者或研究团队来驱动，收集何种样本通常由研究者或研究团队根据研究目的来决定
	样本申请者	以研究为目的申请生物样本出库的研究者
	样本应用审批状态	申请样本使用需由样本所属研究者审批决定，审批通过与否

值	临床研究	值含义
	样本应用数量	出库使用的生物样本的量（包括数量、容量、体积等）
	样本检测日期	样本进行各项分析检测的公元纪年日期
	样本检测量	进行检测项目使用的样本量
	样本检测参数	样本检测项目的测定值所在的正常值／范围
	样本检测结果	样本检测项目的测定值／判定结果
	样本质量	样本质量是否符合研究需求

6.2.23 不良事件

不良事件数据元专用属性描述见表 37。

表 37　不良事件数据元专用属性描述

值	临床研究	值含义
	报告人员	出具样本检测报告的人员
	样本报告日期	出具样本检测报告的公元纪年日期
	不良事件名称	受试者发生不良事件的名称的完整描述
	不良事件严重程度分级	不良事件的严重程度

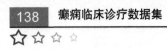

值	临床研究	值含义
	Ⅰ级不良事件	警觉事件，涉及死亡或严重物理性或精神性的伤害，以及由此产生的危险；严重伤害指肢体或其功能的丧失
	Ⅱ级不良事件	不良后果事件，指对患者机体与功能造成损伤的事件
	Ⅲ级不良事件	未造成后果事件，虽然发生了错误事实，但未造成不良后果，或未给患者机体与功能造成任何损伤
	Ⅳ级不良事件	临界错误事件，接近错误事件，发现的缺陷或错误，未形成事实
	不良事件的来源	不良事件来源于什么过程
	不良事件开始日期	不良事件开始的当日的公元纪年日期的完整描述
	不良事件结束日期	不良事件结束的当日的公元纪年日期的完整描述
	不良事件结局	受试者发生不良事件的结局
	不良事件持续存在	在没有提供结束日期的情况下，请指出不良事件是否持续存在
	针对不良事件采取的措施	记录由不良事件引起的调整措施
	不良事件是否导致研究中止	记录不良事件是否导致研究的中止
	不良事件是否与癫痫发作有关	判断不良事件是否与癫痫发作有相关性
	不良事件是否与抗癫痫发作药物有关	判断不良事件是否与服用的抗癫痫发作药物有关

值	临床研究	值含义
	癫痫持续状态	癫痫连续发作之间意识未完全恢复又频繁再发，或发作持续 30 分钟以上不自行停止
	严重不良事件	临床试验过程中发生需住院治疗、延长住院时间、伤残、影响工作能力、危及生命或死亡、导致先天性畸形等事件
	严重不良事件与先天性异常或出身缺陷有关	记录严重不良事件是否与先天性异常或出生缺陷有关
	严重不良事件导致永久重大伤残或无行为能力	记录严重不良事件是否导致了永久或重大伤残或无行为能力
	严重不良事件导致死亡	记录严重不良事件是否导致了死亡
	严重不良事件导致住院	记录严重不良事件是否导致了患者的首次住院或延长住院时间
	严重不良事件导致危及生命	记录严重不良事件是否危及生命
	严重不良事件导致其他重要医学事件	记录严重不良事件是否与试验方案或研究者手册中定义的其他严重或重要医学事件有关
	死亡日期	受试者死亡当日的公元纪年日期
	根本死因	导致受试者死亡的最根本疾病的诊断
	访视名称	受试者访视名称的完整描述

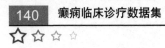

续表

值	临床研究	值含义
	访视编号	按照某一特定编号规则赋予受试者的编号
	访视日期	对受试者进行医学访视当日的公元纪年日期
	访视时受试者疾病状态	访视时受试者疾病状态
	下一次访视日期	下一次对受试者进行医学访视当日的公元纪年日期
	本次随访人员	本次随访人员在进行医学访视当日的公元纪年日期
	本次随访审核意见	本次访视审核是否通过
	审核备注	针对本次审核的补充说明和注意事项提示
	首次注册登记日期	首次注册登记的公元纪年日期
	年度随访第次	此次随访是本年度随访总次数的第几次
	失访次数	失访的次数
	失访日期	失访当天的公元纪年日期
	失访原因	失访原因的简要描述